ENNENBACH

PSYCHOSOMATIK

MATTHIAS ENNENBACH

PSYCHOSOMATIK

IST DIE ART UND WEISE WIE WIR ALLE FUNKTIONIEREN

WINDPFERD

1. Auflage 2015

Umschlaggestaltung: Jennifer Jünemann | www.bitdifferent.de
nach einer Idee und Vorlage von Matthias Ennenbach
Zeichnungen im Innenteil: Matthias Ennenbach,
Lektorat: Monika Gehle
Satz und Layout: Marx Grafik & ArtWork
Gesetzt aus der Adobe Text Pro
Druck: Himmer AG, Augsburg

MIX
Papier aus verantwortungsvollen Quellen
FSC® C095359

Printed in Germany
ISBN 978-3-86410-099-4
www.windpferd.de

Inhalt

Einleitung und Einstimmung 7

Psychosomatik richtig verstehen:
Selbst zum Fachmann oder zur Fachfrau werden 11

Die Frage nach dem Wieso 14

Die Bedeutung von Körper und Geist 17

Ist das Psychische oder das Körperliche wichtiger? 20

Wir funktionieren alle auf die gleiche Weise 22

Eine Reise in den Kopf 25

Die verschiedenen Gehirnareale 28

Reptiliengehirn und vegetatives Nervensystem 28

Das Vegetative im Detail 31

Herz und Blut 31

Das Immunsystem 34

Verdauen und Ausscheiden 36

Schlafen und Wachen 36

Körper-Muskel-Spannung 37

Die körpereigene Chemie 41

Das „emotionale Gehirn“ 45

Großhirn und integrative Hirnstrukturen 47

Veränderungen im Kopf 49

Lernen bewirkt Nervenveränderungen 50

„Sympathische“ Reaktionen 54

Stress und Ruhe 54

Ärger und Freude 55

Schmerz und Bewertung 55

Schmerz, Erinnerungen und Erfahrungen 57

Wo sitzt eigentlich unsere Persönlichkeit? 60

Wir sind „multiple Persönlichkeiten“ 63

Ein „Bermudadreieck“ im Kopf 65

Leben auf Autopilot oder bewusst leben? 69

Unser Verstand: vom Diener zum Herrn 72

Verstand und Gefühl 74

Zusammenfassung 76

- Es gibt keine „eingebildeten“ Symptome 76
- Psychosomatik meint Körper und Seele 76

Universelle Strategien:
Was hilft die Selbststeuerung zuverbessern? 78

- Erst sichern, dann losgehen 78
- Schadensbegrenzung: Erkennen und handeln 78
- Den Gedanken-Rucksack leeren 81
- Parasympathikus und Sympathikus ausgleichen 83
  - Aufrecht durchs Leben gehen – die richtige Haltung 84
- Einfache Haltungsübungen für den Alltag 86
  - König/Königin oder Trauerkloß? 86
  - An einem unsichtbaren Faden ziehen 86
  - Sitzen lernen 86
  - Übung für „Fortgeschrittene“ 87
- Richtig atmen lernen 87
- Einfache Atemübungen für den Alltag 88
  - Sich vollkommen unabhängig aktivieren können 88
  - Sich vollkommen unabhängig beruhigen können 88
- Sich Zeit nehmen 90

Fazit 91

- Literatur 94
- Der Autor 95

Einleitung und Einstimmung

Was fällt Ihnen als erstes zum Thema Psychosomatik ein?

Wahrscheinlich denken Sie jetzt an Symptome, für die es keine oder nur wenige körperlich-physiologischen Ursachen gibt und die deshalb als seelisch-psychisch bedingt angesehen werden.

Stellen Sie sich einmal vor, dass Sie ganz real unter Beschwerden leiden, wie Herzrasen, Druck auf der Brust, Verdauungsstörungen oder Schmerzen; und jeder Arzt, den Sie konsultieren, sagt Ihnen etwas anderes, doch niemand findet eine klare körperliche Ursache für Ihr Leiden. Drängende Fragen lassen Ihnen keine Ruhe mehr und verstärken den Druck: „Was ist mit mir los? Wieso habe ich solche Symptome? Wieso stellt mein Hausarzt keine Diagnose? Warum kann mir niemand helfen? Werde ich jetzt verrückt? Warum spinnt mein Körper so?" Eventuell hören Sie dann einmal den Satz: „Das könnte psychosomatisch sein"!?

Vielleicht sind Sie dann erst einmal erleichtert. Oder doch eher erschrocken? In so einer Situation gilt es vermutlich, ein weiteres Hindernis zu überwinden: Jeder Begriff lässt in uns automatisch Assoziationen entstehen. Hören wir „Südseeinsel", kommen wir sofort in eine ganz andere Stimmung als bei „Skalpell". So löst auch das Wort PSYCHOsomatik in uns bestimmte Vorstellungen aus. Alles, was mit „Psycho" zu tun hat, klingt doch für den Laien erst einmal bestenfalls befremdlich bis ein wenig durchgedreht und schlimmstenfalls nach „Klapsmühle". Der Untertitel des vorliegenden Buches soll Ihnen diese Sorge jedoch schon gleich zu Anfang nehmen. Seien Sie gewiss: Eine psychosomatische Störung ist keine exotische, verrückte oder peinliche Erkrankung. Ich werde sogar verdeutlichen, dass es sich nicht einmal um eine spezifische Art der Erkrankung mit einer speziellen Behandlungsmethode handelt, sondern dass der Begriff Psychosomatik einfach die Art und Weise benennt, wie wir ausnahmslos alle funktionieren.

Wir alle funktionieren psychosomatisch!

Wenn Sie den Begriff einmal nachschlagen, finden Sie womöglich folgende Erläuterung: *Unter psychosomatischen Erkrankungen versteht man körperliche Erkrankungen und Beschwerden, die durch psychische Belastungen oder Faktoren hervorgerufen werden und medizinisch zunächst nicht erklärbar sind.*

Die Worte „Psyche" und „Soma" stammen beide aus dem Griechischen. Psyche lässt sich mit Seele übersetzen, steht aber auch für verschiedene Vorgänge unserer nervlichen und geistigen Tätigkeiten. Soma bezeichnet den Körper oder Leib. Psychosomatik meint also das Zusammenspiel zwischen Psyche und Körper. Da wir in vielen Sprachen jedoch gewöhnt sind, von links nach rechts zu lesen, meinen wir, dass zu Anfang immer das Wesentliche steht. Bei der Autoreparatur geht es um Autos, beim Matheunterricht um Mathematik. Entsprechend dieser Logik glauben wir, dass es bei Psychosomatik nun in erster Linie um die Seele gehe, also ein psychisches Leiden beschrieben werde, und der Körper die zweitrangige Position innehabe. Die Psyche scheint erkrankt, also reagiert wohl auch der Körper; die Somatik spielt somit nur als reine Reaktion auf die ursächlichen psychischen Abläufe eine Rolle. Diese Vorstellung ist allerdings sehr einseitig: Schließlich ist ebenso denkbar, dass umgekehrt ein körperliches Leiden unsere Nerven belasten oder gar überlasten könnte.

Denn wir wissen ja heute: Körper und Geist bilden eine Einheit. Unsere Gedanken beeinflussen sowohl unsere Psyche als auch die Zellen und Organe unseres Körpers. Was wir fühlen, hat eine unmittelbare Wirkung auf unser körperliches Befinden. Wir müssen daher davon ausgehen, dass viele Symptome aus einem mehr oder weniger subtilen Zusammenwirken von nervlichen, körperlichen und auch sozialen Faktoren hervorgehen. Ich möchte daher im Folgenden aufzeigen, dass Psychosomatik ein Begriff ist, der eine **Einheit aus Psyche und Soma** mit all ihren Wechselwirkungen meint, ohne dem einen oder anderen von vornherein mehr Bedeutung zuzumessen.

Natürlich gibt es bereits eine große Zahl an Sachbüchern auf dem Markt, die uns über Psyche, Bewusstsein, Kognition etc. aufklären. Gerade die Gehirnforschung ist zu Recht sehr populär geworden, denn sie möchte uns eines der großen Rätsel der Menschheit näherbringen: Was ist Bewusstsein, und wie/wo entsteht es? Viele, die sich mit Psychosomatik auseinandersetzen, verstehen diese jedoch vor allem als „Sprache der Seele über den Körper“. *Der Körper ist der Übersetzer der Seele ins Sichtbare,* meinte schon der Dichter Christian Morgenstern. Ein individuelles psychisches Problem wird nicht erkannt, also manifestiert es sich über den Körper.

Das vorliegende Buch will Ihnen aufzeigen: Psychosomatik richtig verstanden ist weitaus mehr. Es ist aus unzähligen Patientengesprächen entstanden, die ich in mehr als 20 Jahren in meiner Praxis geführt habe. Aus all den Fragen und Antworten hat sich ein „roter Faden“ herauskristallisiert, ein verständliches, generell gültiges Erklärungsmodell, das sehr wesentliche Ressourcen mit berücksichtigt, wie unsere Fähigkeit, Bildhaftes viel schneller erkennen und uns besser merken zu können als lange Erläuterungen. Daher nutze ich sogenannte kleine „Bierdeckel-Skizzen“ in Kombination mit erfahrungsbasierten und vor allem verständlichen Erklärungen, eine Methode der Kommunikation, die sich immer wieder als enorm segensreich erweist. Beim Gegenüber entsteht ein Aha-Erlebnis: „Ach so funktioniert das! Das ist ja total logisch und auch irgendwie ganz einfach. Wieso hat mir das niemand vorher so erklärt?“ Sehr oft fragen dann die Hilfesuchenden, wo sie diese Erklärungen nachlesen können. So entstand die Idee, einen kleinen „Leitfaden" zu entwickeln, mit dem wir uns die Zusammenhänge einmal etwas genauer und ganz sachlich in Ruhe anschauen können.

Es wird deutlich werden, dass es keine rein körperlichen Erkrankungen gibt, denn Psyche/Geist/Nerven sind immer beteiligt. Natürlich gibt es auch keine rein psychisch-nervlichen Erkrankungen, denn alles findet in unserem Körper statt. Diese Abläufe sind ebenso komplex wie auch faszinierend. Und sie lassen sich dennoch überschaubar darstellen, so dass wir uns einen schnellen Überblick verschaffen können.

In diesem Sinne wünsche ich eine anregende Lektüre mit vielen Aha-Erlebnissen, die Sie Ihren Körper und Ihre Psyche besser verstehen lassen.

Matthias Ennenbach
Berlin 2015

Psychosomatik richtig verstehen: Selbst zum Fachmann oder zur Fachfrau werden

Viele von uns benutzen komplexe technische Geräte und Maschinen, ohne jedoch den Aufbau und die Funktionsweisen zu begreifen. Kaum einer weiß genau, wie ein Bild tatsächlich auf dem großen Flachbildschirm erzeugt wird. Wenn wir einen Blick unter die Motorhaube unseres nach modernsten Standards entwickelten Autos werfen, sind wir heute teilweise mit einer Technik konfrontiert, deren Störungen wir nicht mehr selbst reparieren können. Wenn also Geräte nicht mehr laufen, suchen wir das Fachgeschäft auf.

Nicht wenige von uns betrachten den eigenen Körper ebenfalls als eine (Bio-)Maschine, die zu kompliziert aufgebaut ist, um sie zu verstehen; die aber unbedingt und unter allen Umständen funktionieren soll. Wenn sie dann und wann doch defekt wird oder sich verschleißanfällig zeigt, verhalten sich manche von uns wie ein Autofahrer, der über die blinkenden Warnsignale auf dem Armaturenbrett Heftpflaster klebt, damit er sie nicht mehr wahrnehmen und ihnen auf den Grund gehen muss. Erst wenn es sich gar nicht mehr vermeiden lässt, suchen wir den Experten auf.

Wenn wir unter Knochenschmerzen leiden, werden wir vermutlich einen Orthopäden konsultieren. Was wird sich wohl der Orthopäde anschauen? In den meisten Fällen ausschließlich die schmerzende Stelle. Er diagnostiziert Verschleißerscheinungen oder Überbelastung, setzt eine Spritze, empfiehlt Einreibungen und verordnet Ruhe. Wenn es aber nicht besser wird, folgen weitere Maßnahmen, vielleicht Krankengymnastik oder schmerzstillende Medikamente. Bleiben die Schmerzen und der Orthopäde weiß sich keinen Rat mehr, überweist er eventuell zum Neurologen, der auch psychische Ursachen mit einbezieht. Wir laufen also von Facharzt zu Facharzt. Jeder Facharzt ist hochspezialisiert, aber meist nur auf seine eigene Disziplin: Ein Orthopäde schaut auf die Knochen, ein Neurologe betrachtet die Nervenleitgeschwindigkeit, ein Psychiater achtet vielleicht auf die Stoffwechselprozesse im Gehirn und ein Internist zieht die Blutwerte und den Organstatus zu Rate. Wenn wir einen Unfall erleiden, können wir uns glücklich schätzen, diese Spezialisten zur Verfügung zu haben, die uns „auseinandernehmen und wieder zusammenschrauben". Bei Beschwerden aber, deren Ursache nicht gleich auf der Hand liegt, die sich vielleicht schon chronifiziert haben und bei denen viele verschiedene Aspekte eine Rolle spielen können, stoßen Fachärzte häufig an ihre Grenzen. Der Kontakt mit ihm ist deshalb in vielen Fällen nur wenig erfreulich, da er auf ein bestimmtes Teil fixiert ist und ebenfalls die ganze Funktionsweise nicht versteht. Daher liegt es auf der Hand: Wir müssen in verstärktem Maß zum Fachmann oder zur Fachfrau für uns selbst werden. Wenn wir das Gefühl haben, wichtige Abläufe wieder selbst steuern können, fühlen wir uns gleich kraftvoller. Nichts ist so belebend, stärkend und stabilisierend wie Selbstwirksamkeitserfahrungen.

Das ist auch schon ein erster gemeinsamer Nenner: Unser Problem mag uns einzigartig erscheinen, doch universelle Selbstregulations- und damit Selbstwirksamkeitsfähigkeiten helfen uns, es zu lindern.

Wenn wir leiden, wenn unsere Lebensqualität eingeschränkt ist, wollen wir unbedingt herausfinden, warum das so ist und wie wir es beenden können. Gleichzeitig sind wir aber auch meist eingeschränkter in unseren Einsichtsmöglichkeiten. Wir bekommen einen Tunnelblick. Leiden führt immer zu einem Tunnelblick. Der hat zwar den Sinn, uns kurzfristig von Ablenkungen fernzuhalten und uns ganz auf das zu lösende Problem zu fokussieren, doch wir vertun diese Chance, indem wir grübeln und grübeln und uns in einer unguten Verhaftung mit dem Problem verlieren. Oftmals merken wir nicht einmal, dass wir in einem Loch feststecken. Wir halten den Tunnelblick dann für einen besonders tiefen Einblick. „Endlich sehe ich klar. Alles ist einfach nur furchtbar. Da ist nichts zu machen.“

Was uns wohl am stärksten festhält, ist das bedrohliche Gefühl von Hilflosigkeit oder gar Abhängigkeit; dass wir selbst gar nichts tun können, um Einfluss zu nehmen und unsere Lage zu verbessern. Wenn wir krank geworden sind und meinen, wir seien vollständig auf unseren Arzt angewiesen oder auf Medikamente, dann wird das unser Gesichtsfeld noch weiter einschränken. Wir halten uns an die, die wir für Fachleute halten, und an die Pillen, die sie uns verschreiben, und geben somit jede Eigenverantwortung ab. In unserer wissenschaftlich orientierten und hochtechnisierten Zeit trauen wir uns nicht mehr zu, die relevanten Zusammenhänge zu verstehen und uns selbst als Autorität in eigener Sache anzuerkennen.

Die folgenden Erläuterungen werden Sie darin unterstützen, das Lenkrad wieder in die eigenen Hände zu nehmen. Der Blick in unseren inneren Motorraum ist mit Sicherheit auf den ersten Blick verwirrend, dennoch werden Sie sehen, dass es gar nicht so schwer ist, wenn Sie Schritt für Schritt der Anleitung folgen. Einerseits finden wir in uns zwar einen komplexen, hochkomplizierten Kosmos vor, andererseits existieren einige grundlegende Funktionsprinzipien, die überschaubar und gut nachvollziehbar sind. Wer erst versteht, wie der innere Motor aufgebaut ist, wie Nerven- und Immunsystem, die Körperspannung, Gefühle und Erinnerungen interagieren, kann mit kleinen Übungen die Selbststeuerung verbessern und Körper und Psyche ins Gleichgewicht bringen. Wer die Zusammenhänge kennt, kann selbstbestimmt heilsamen Einfluss nehmen und sich von dem lähmenden Gefühl der Hilflosigkeit befreien.

Die Frage nach dem Wieso

Wieso? Wieso ich? Wieso gerade jetzt?

Wahrscheinlich begann unsere gesamte Wissenschaftsgeschichte mit der Frage nach dem Wieso. Schon immer wollten wir Menschen wissen, warum etwas geschieht, wie die Welt um uns herum funktioniert. Wenn ein dringlicher Wunsch nicht erfüllt wird, wenn uns jemand eine Beule ins Auto fährt, wenn im Sommer ein Hagelschauer niedergeht, wenn wir wieder bei der Beförderung übergangen wurden, wenn uns ein Schicksalsschlag trifft: Immer fragen wir „Wieso?". Jede Zeit und jede Kultur fand und findet ihre eigenen Antworten darauf.

Jedes „Wieso?" stürzt uns in ungeahnte Konflikte, vor allem dann, wenn es keine einfachen, plausiblen Erklärungen gibt. In uns ist der feste Glaube verankert, dass alles einen bestimmten Grund hat, dass nichts ohne Ursache entsteht. Diese starke innere Annahme wird nochmals gesteigert, wenn wir selbst direkt betroffen sind und leiden. Sobald uns unser Organismus massive Warnsignale sendet, treten alle anderen Interessen in den Hintergrund. Wenn wir uns also plötzlich nicht mehr wohlfühlen, wenn sich heftige Symptome zeigen, die wir uns nicht erklären können, wenn Schmerzen auftreten, die auf eine Erkrankung hindeuten und die wir nicht mehr ignorieren können, dann wollen wir wissen, was da los ist. Denn erst, wenn wir darauf eine Antwort bekommen, so meinen wir, können wir uns daran machen, auch eine Lösung zu finden.

Vielleicht bringen Sie zunächst die Symptome mit Ihrem Stresserleben in Zusammenhang. Sie arbeiten viel, sind erschöpft und leiden unter Schweißausbrüchen und Schlafstörungen. Sie sagen sich dann: „Das geht vorbei, wenn das Projekt abgeschlossen ist, also kein Grund zur Sorge, das gibt sich wieder." Diese Erklärung scheint logisch und beruhigt zunächst. Sie fahren in den Urlaub. Doch die Beschwerden verfolgen Sie weiter. Sind die also wirklich harmlos oder steckt mehr dahinter? Jetzt, wo Sie sich eigentlich erholen könnten, fühlen Sie sich schlecht. Sind Sie nicht vielleicht doch ernsthaft krank?

Sie gehen zum Arzt, denn der muss ja schließlich wissen, was Ihnen fehlt, und was man dagegen tun kann. Doch der Fachmann vermittelt Ihnen, dass es für Ihre Symptome keine klare Diagnose gibt, dass er keine körperlichen Ursachen findet. Also holen Sie weitere Meinungen ein, vielleicht sogar von Ärzten verschiedener Fachrichtungen. Der eine sagt Ihnen, dass es an einer Infektion liegen könne, gegen die Sie ein Antibiotikum nehmen sollten. Ein anderer vermutet, dass Ihre Symptome psychosomatischer Natur seien. Wem können Sie nun vertrauen? Sie suchen weiter und werden immer verzweifelter. So beginnt für viele Menschen eine jahrelange Odyssee. Die Suche nach dem „Wieso?" beherrscht ihr ganzes Leben. Und plötzlich macht sich das Herz mit deutlichen Rhythmusstörungen bemerkbar. Da liegt also die Ursache. Oder ist es auch wieder nur ein Symptom?

So stellen wir uns immer wieder die Frage nach der Henne und dem Ei und drehen uns im Kreis. Was war zuerst da? Ist die Ursache körperlicher oder psychischer Natur? Und seien wir ehrlich: Ist für uns die körperliche Zuordnung nicht viel beruhigender, weil eindeutiger und gesellschaftlich akzeptierter? Alles, was mit „Psycho" in Zusammenhang steht, trägt immer noch ein Stigma und erzeugt ein mehr oder weniger starkes Unbehagen, über das wir in unserer Kultur nicht gerne sprechen: „Ich bin doch nicht „verrückt"! Als ob ich einen „Seelenklempner" bräuchte." Psycho ist einfach falsch. Unsere Gesellschaft unterteilt immer noch in gute (körperliche) und schlechte (psychische) Erkrankungen. Vielleicht haben Sie schon einmal selbst erlebt, wie unterschiedlich Ihre Mitmenschen es bewerten, ob jemand aufgrund eines

Diabetes oder einer Depression nicht mehr voll leistungsfähig ist. Das eine kann man physiologisch erklären, messen, mit Medikamenten und Ernährungsvorschriften einstellen, das andere ist eher diffus, wird meist nicht ganzheitlich verstanden und ist für viele Betroffene schwer in den Griff zu kriegen.

Erschwerend kommt hinzu, dass eine psychische Ursache für viele Ärzte eine Art „Not-Joker“ darstellt: Findet ein Behandler in der Kürze des Arzt-Patienten-Gesprächs, für das in der Regel nur wenige Minuten vorgesehen sind, keine schnelle Erklärung für die geschilderten Symptome, hören Sie vielleicht: „Die Befunde können Ihr Schmerzausmaß nicht erklären. Körperlich scheint alles in Ordnung. Ich möchte Sie daher gerne zu einem Kollegen überweisen ... der ist Psychiater.“

Auf der Suche nach dem „Wieso?“ begegnen uns Fehldiagnosen, Missverständnisse und oft auch unnötige Kränkungen. Viele Fachärzte sind zwar sehr geschult in ihrer jeweiligen Disziplin, können aber nur schwer Zusammenhänge ergründen und den Menschen als Körper-Geist-Einheit in den Blick nehmen. Denn dafür braucht es eine ganzheitliche Herangehensweise und mehr Zeit für Gespräche, um den Hilfesuchenden und seine Geschichte besser kennenzulernen.

Auch wir selbst sind immer noch gefangen in einem „Entweder-Oder“ und halten Trennung aufrecht, wo schon längst Einheit und Verbundenheit herrschen sollte. Darum ist es so wichtig, dass wir anfangen, uns selbst erst einmal besser zu verstehen und die Zusammenhänge von Körper und Geist, Soma und Psyche zu begreifen.

Die Bedeutung von Körper und Geist

Die jeweiligen Werte und Bedeutungen, die wir unserem Körper oder unseren geistigen Prozessen zukommen lassen, sind nie völlig „neutral", da die Erkenntnissuche und damit auch ihre Ergebnisse von kulturellen, ethischen, religiösen oder philosophischen Elementen beeinflusst werden. Dieses universelle Prinzip müssen wir uns immer wieder bewusst machen: Wir sind nicht objektiv. Wir schauen immer durch die „Brille" unserer eigenen Persönlichkeit. Je persönlicher wir mit dem Untersuchungsgegenstand verbunden sind, desto unschärfer könnte unsere Sicht werden. Wenn wir uns selbst, also unseren Körper und unseren Geist untersuchen möchten, ist daher in mehrfacher Hinsicht Vorsicht geboten.

Die Frage, ob das, was wir selbst sind, eher mit unserem Geist oder doch eher mit unserem Körper zu tun hat, ist schon sehr alt. Immer wieder taucht die Idee auf, dass der Körper nur eine Art „Fleischmaschine" sei, deren Zweck einzig darin bestehe, unser eigentliches Wesen, nämlich unseren Geist, zu beherbergen. Das hört sich fast so an, als ob sich ein innerer Wissenschaftler analysierend mit bewusstloser Materie beschäftigte.

UNSER KÖRPER: Der menschliche Körper wird seit Jahrhunderten intensiv wissenschaftlich erforscht. Er ist die materielle Ausdrucksform des Menschen und aus Zellen zusammengesetzt. Dennoch ist die Frage berechtigt, ob der Körper tatsächlich nur Materie ist. Schließlich ist unser Körper von Nervengewebe und chemischen Botenstoffen, also auch geistigen Substraten, durchdrungen. Deshalb wird er nicht nur durch Stoffwechselvorgänge zum „Lebe-Wesen".

Tu deinem Leib etwas Gutes, damit deine Seele Lust hat, darin zu wohnen, sagte bereits die Heilige Teresa von Ávila. Heute jedoch dient unser Körper immer mehr dem Selbstzweck, dem „schönen Schein"; wir machen ihn zu einer Art biologischen Maschine, die wir nach Herzenslust frisieren und manipulieren können, um natürlichen (Alterungs-)Prozessen entgegenzuwirken. Für die einen wird der Körper zum Kult, er wird trainiert und gestählt, geliftet und aufgepolstert, gedopt und gepierct, mit Ersatzteilen aufgerüstet. Er soll vor allen Dingen eines: ohne Probleme funktionieren und als Objekt der Begierde dienen. Für andere ist der Leib ein heiliger Tempel oder aber die Quelle von Sünde und Schmutz, vielleicht auch nur ein notwendiges Übel, das es mit Hilfe des Geistes zu überwinden gilt.

Heute gilt es mehr denn je, unseren Körper wieder in seinen lebens- und gesunderhaltenden Qualitäten zu erkennen und zu würdigen. Hier helfen uns vor allem ganzheitliche Ansätze weiter. Da wir die „Materie" durch Übungen oft schneller beeinflussen können als unseren Geist, dient der Körper als Schlüssel, um an die Körper-Geist-Einheit heranzukommen und heilsamen Einfluss auszuüben.

UNSER GEIST: Unsere Wissenschaft produziert ständig Begriffe, um die Grundlage für ein gemeinsames Verständnis zu schaffen. Im Bereich dessen, was wir als „geistig" einordnen, sprechen wir unter anderem von Geist, Verstand, Bewusstsein, Psyche und Kognitionen. Das sind Bezeichnungen für Vorgänge, die wir im Allgemeinen nur im Kontext ihres Wirkens, aber nicht in Bezug auf ihr Zustandekommen verstehen. Wir wissen, wie Bewusstsein sich auswirkt, aber nicht wie es entsteht. Das Bewusstsein kann sehr schwach oder aber sehr stark ausgeprägt sein. Das hat wiederum Einfluss auf unsere geistigen Möglichkeiten beziehungsweise unseren Verstand. Kognitionen sind Ausdrucksformen unseren Geistes/Verstandes und Psyche wiederum steht für das Nicht-Körperliche, die nicht ganz fassbare „Seelenlage".

Unser Geist sollte natürlich ebenso gut funktionieren wie unser Körper. Aber wir können ihn anscheinend nicht ebenso leicht manipulieren und kontrollieren. Ist es nicht eher so, dass die Gedanken uns dorthin führen, wohin sie es wollen? Lassen wir denn überhaupt unserem Geist die gleiche Unterstützung zukommen wie unserem Körper? Schauen Sie sich einmal Ihre Wohnung an und prüfen Sie, wie viele Zimmer und wie viele Möbelstücke und Gegenstände für Ihren Körper da sind: die Küche mit den Nahrungsmitteln, das Bad mit den Kosmetika und Medikamenten, die Kleiderschränke, die Sitzmöbel etc. Und nun suchen Sie nach den Zimmern und Gegenständen, die der Stärkung Ihres Geistes zugutekommen. Haben Sie beispielsweise eine Leseecke, einen Meditationsraum in Ihrer Wohnung? Oder einen Raum der Stille?

Ein wirklich reiner Geist kann uns in die Nähe des Göttlichen bringen, ein unheilsamer Geist dagegen in die Verrücktheit und Verblendung führen.

Wie man den Körper trainiert, ist sicher nachvollziehbar, aber wie sollen wir unseren Geist trainieren? Und wie sähe so ein Übungsprogramm aus? Kann es überhaupt ein Geistestraining geben, das unseren Körper gänzlich außer Acht lässt? Auf den nachfolgenden Seiten werden Sie sehen, wie sehr unser Geist von unserem (physischen) Nervengewebe abhängig ist.

Ist das Psychische oder das Körperliche wichtiger?

Sie fragen sich nun vielleicht: Welcher Aspekt ist denn letztendlich wichtiger, der psychische oder der somatische? Sind psychische Probleme eher Nebensache, haben ernsthaftere Beschwerden immer mit dem Körper zu tun? Diese Einordnungen und Diskussionen entsprechen in ihrer Logik etwa der Frage, ob die linke oder die rechte Körperhälfte wichtiger sei.

Das Thema ist bei weitem nicht neu. Die Ursprünge der Psychosomatik lassen sich bis zu den Anfängen der Medizin zurückverfolgen, und die Debatten um das „Leib-Seele-Problem" warfen bereits in der Antike zentrale Fragen auf. Schon im Buch der Sprüche Salomos im Alten Testament heißt es: „Ein fröhliches Herz tut dem Leibe wohl; aber ein betrübtes Gemüt lässt das Gebein verdorren." (Vers 17,22).

Die ersten medizinischen Forscher, die den menschlichen Körper (Soma) sezierten, also aufschneiden durften, erhielten die strenge Auflage, in keinem Falle die Seele zu verletzen. Ansonsten drohte der Scheiterhaufen. Sicherlich können Sie sich vorstellen, wie vorsichtig diese Forscher bei der Untersuchung menschlicher Körper zu Werke gingen, um bloß nicht mit der Seele (Psyche) in Berührung kommen. Vielleicht steckt diese Angst auch heute noch in vielen Medizinern: Das Psychische riecht immer noch ein wenig „brenzlig".

Das mit der scheinbar „neuen" Fachdisziplin Psychosomatik nun Psyche und Soma wieder vereint scheinen, ist ein lobenswerter und hilfreicher Schritt in die richtige Richtung. Beides gehört von jeher als untrennbare Einheit zusammen und wurde erst im Laufe unserer Kulturgeschichte vom (wissenschaftlichorientierten) Menschengeist künstlich aufgespalten. Psychosomatik ist schlicht und einfach nichts anderes als eine **ganzheitliche Sichtweise.** Und doch sind wir an die Trennung so sehr gewöhnt, dass wir auch heute noch – obwohl das psychosomatische Menschenmodell seit Jahrzehnten wissenschaftlich anerkannt ist und das systemische Verständnis mittlerweile als Standard gilt – darüber philosophieren, ob Symptome eher physisch oder psychisch zu verstehen seien. Selbst viele Ärzte, die in der Psychosomatik arbeiten, fragen in den Teambesprechungen: „Hat der wirklich was, oder ist es nur psychisch?" Und manche spekulieren sogar vor den Hilfesuchenden, ob eine körperliche Störung vorhanden oder ob es doch nichts Ernstes sei und lediglich eine psychosomatische sprich „eingebildete" Erkrankung vorliege.

Auch wir Betroffenen fragen uns automatisch bei Symptomen, die nicht sofort wieder verschwinden: „Hatte ich zu viel Stress, meldet sich mein Körper nur mal eben so als „Übersetzer der Seele" oder hat sich tatsächlich etwas Ernsthaftes im Organismus eingenistet?" Wir alle sind mit dem Zwang nach Bewertungen und Kategorien aufgewachsen, sie stecken noch heute tief in uns.

Dieses Buch will helfen, Psychosomatik wieder als die Einheit zu verstehen, die sie ist. In dieser Einheit gibt es psychische und körperliche Abläufe, die sich immer gegenseitig bedingen. Wenn wir uns im Folgenden dennoch einmal mehr mit dem Psychischen, ein anderes Mal mehr mit dem Körperlichen als scheinbar getrennte Kategorien befassen, dient dies lediglich der besseren Verständigung.

Wir funktionieren alle auf die gleiche Weise

Wir Menschen sind einerseits individuelle Wesen, weisen andererseits als Gattung auch universelle Gemeinsamkeiten auf. Unsere Sorgen und Nöte scheinen uns jedoch immer einzigartig. Wenn ich Sie jetzt fragen würde, wie Ihr spezielles Problem aussieht, dann erhielte ich von jedem von Ihnen sehr unterschiedliche Berichte. Wahrscheinlich gibt es ebenso viele Beschwerden wie Leidenswege und Bewältigungsstrategien. Wir empfinden dies als ganz persönlich und individuell. So könnten wir nun auch annehmen, dass jedes Krankheitssymptom ebenso speziell, individuell und daher auch kompliziert sei. Wenn wir aber ganz genau hinschauen und vergleichen, müssen wir feststellen, dass grundsätzlich nichts wirklich einzigartig ist. Worunter wir leiden und wie wir leiden ist nicht mit uns neu in die Welt getreten; schon viele Millionen Menschen haben vor uns Ähnliches erlebt und werden es auch nach uns tun. Wir sind alle aus demselben Stoff gemacht! Unsere Körper (sogar auch manche Tierkörper) funktionieren alle auf die grundlegend gleiche Weise.

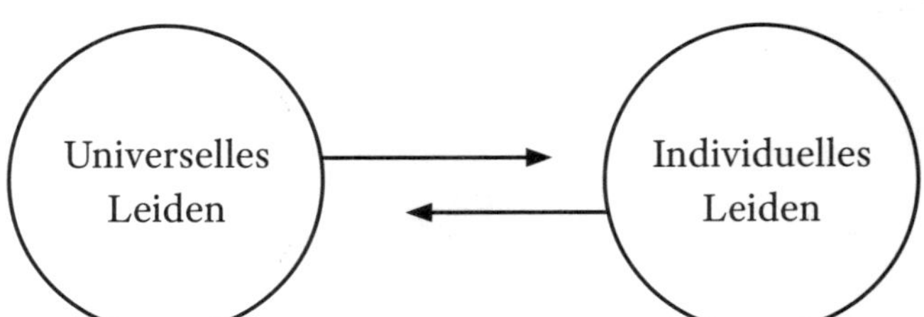

Abb. 1

Universelle und individuelle Aspekte (wie in Abb. 1 dargestellt) zu kennen und zu unterscheiden kann uns beim Verständnis und bei der Einschätzung unserer Probleme helfen und das innere Wirrwarr etwas entzerren.

Petra W. leidet unter einer Depression. Sie berichtet mir, ihr Partner habe sie vor 2 Jahren verlassen, und seitdem gehe es mit ihr bergab. Anfangs habe sie versucht, ihr Leben einfach wie gewohnt weiterzuführen, habe sich „zusammengerissen". Aber sukzessive ginge ihr die Lust an vorher lieben Gewohnheiten immer mehr verloren, sie ziehe sich mehr und mehr zurück und grübele insbesondere nachts lange Stunden. Sie habe eine regelrechte Sucht nach Schokolade entwickelt, bemerke eine deutliche Gewichtszunahme, was wiederum ihre Resignation verstärke.

Mit Trauer zu reagieren, wenn wir verlassen werden, wie es bei Petra der Fall war, ist universell. Davon sind wir alle mehr oder weniger betroffen und können es nicht ändern. Das individuelle Leiden entsteht aber erst durch unsere spezielle, oft unbewusste und automatisierte Bewältigungsstrategie, also auf welche Weise wir auf das Geschehene reagieren. Hier können wir eingreifen und heilsame Alternativen erlernen.

Wie schon eingangs erwähnt, werden wir sehen, dass die Psychosomatik keine spezielle oder individuelle Erkrankungsform ist, sondern einzig die Art und Weise beschreibt, wie wir alle funktionieren. Es kann gar nicht oft genug wiederholt werden: **Jeder Mensch funktioniert psychosomatisch.** Zu sehen, wie die in uns allen angelegten geistigen und körperlichen Abläufe miteinander wechselwirken, hilft uns, deutlich mehr Spielraum für positive Veränderungen zu gewinnen. Gesellschaftliche, soziale und auch berufliche Faktoren prägen unser Wohlbefinden, entziehen sich aber oft unserem Einflussbereich. Bei der Psychosomatik hingegen können wir selbst ansetzen und in eine heilsame Richtung steuern.

Das zentrale Thema lautet immer wieder: Wie steuern wir uns selbst bewusster? Es ist ein interessanter Tatbestand, dass alle „denkbaren" Probleme einen gemeinsamen Ansatzpunkt aufweisen: Egal, woran Sie kranken, Sie möchten herausfinden, wie es besser wird, wie Sie das Leiden beenden können. Wenn Sie Schmerzen haben, von Ängsten, Depressionen, Süchten geplagt werden, wenn Krebs, HIV, Diabetes oder Rheuma Ihren Alltag bestimmen, selbst wenn eher äußere Phänomene wie Beziehungsstreitigkeiten, Arbeitslosigkeit, eine unangenehme Wohnsituation oder ein kaputtes Auto Sie vor schier unlösbare Probleme stellen: In jedem Fall wird eine verbesserte Selbststeuerung Erleichterung verschaffen. Wenn Sie merken, dass Sie nicht mehr von dem, was Sie quält, getrieben werden, sondern dass Sie selbst wieder das Ruder übernehmen, werden Sie das mit Sicherheit als große Entlastung erleben. Wir haben hier also ein universell gültiges Prinzip gefunden.

Um dorthin zu gelangen, müssen wir wissen: Wie funktionieren wir denn überhaupt? In den folgenden Kapiteln betrachten wir daher in erster Linie die uns allen gemeinsamen inneren Abläufe etwas näher.

Eine Reise in den Kopf

Zwangsläufig führt uns die erste Etappe der Reise zu einem ganz bestimmten Körperteil, nämlich dorthin, wo unsere Selbststeuerung beheimatet ist: zum Gehirn. Jede „denkbare" Schwierigkeit bringt uns automatisch in den Kopf. Die nun folgenden Erklärungen scheinen zunächst etwas komplex, da sie verschiedenste innere Abläufe beschreiben, mit Hilfe von Bildern werden sie aber rasch überschaubar und greifbar.

Nehmen wir also zunächst einmal unseren Kopf in der Seitenansicht. Wir schauen nach links, die linke Gesichtshälfte ist zu sehen, die rechte verborgen. Von der Stirn bis zum Hinterkopf und von der Schädeldecke bis hinunter zu den Wangenknochen können wir uns unser großes Gehirn vorstellen. Unsere Wirbelsäule beinhaltet den sogenannten Spinalkanal, in dem unsere Nervenbahnen vom Gehirn hinunter in den Körper und vom Körper hinauf in das Gehirn wie auf einer Nervenautobahn angelegt sind. Wenn der Kopf nun also wie in Abb. 2 nach links schaut, sehen wir vor uns gewissermaßen die linke Gehirnhälfte.

Wir wissen, dass von unserer linken Gehirnhälfte die rechte Körperhälfte und von der rechten Gehirnhälfte unsere linke Körperhälfte gesteuert wird. Wenn wir jetzt unsere rechte Hand bewegen, werden sich auf der linken Gehirnhälfte – sehr zentral in der Mitte – elektrische Spannungen zeigen (die kleinen Pünktchen). Die dort befindlichen Nervenzellen

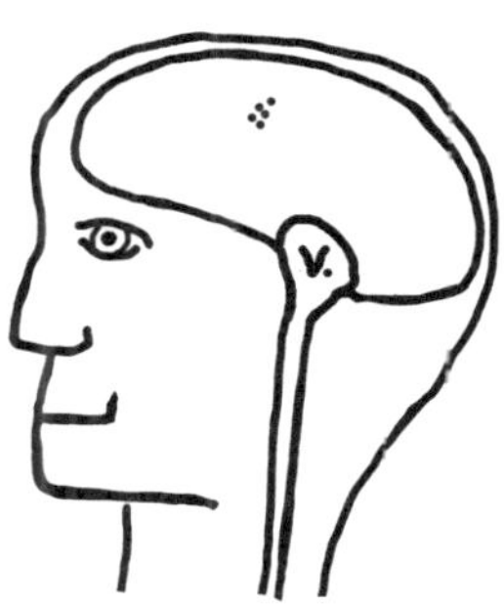

Abb. 2

senden Impulse, damit Bewegungen der rechten Hand möglich werden. Bei einem Menschen, der an dieser Stelle im linken Gehirnbereich (im motorischen Kortex) einen Schlaganfall erlebt hat, ist in der Regel die rechte Hand oder – bei größeren Schädigungen – auch die ganz rechte Körperhälfte von Ausfallerscheinungen betroffen.

Schließen Sie einmal kurz die Augen und stellen Sie sich Ihr Wohnzimmer daheim in allen Einzelheiten vor: Gibt es dort Bilder an der Wand? Ein Sofa? Lampen? Wie sieht die Tapete aus? Welche Farbe und Beschaffenheit haben der Teppich oder der Fußboden? Gibt es irgendwelche Besonderheiten? Mit diesen Fragen habe ich in diesem Augenblick Ihr Gehirn elektrisch stimuliert. Und zwar im Hinterkopf, dort wo unsere Bilder verschaltet werden.

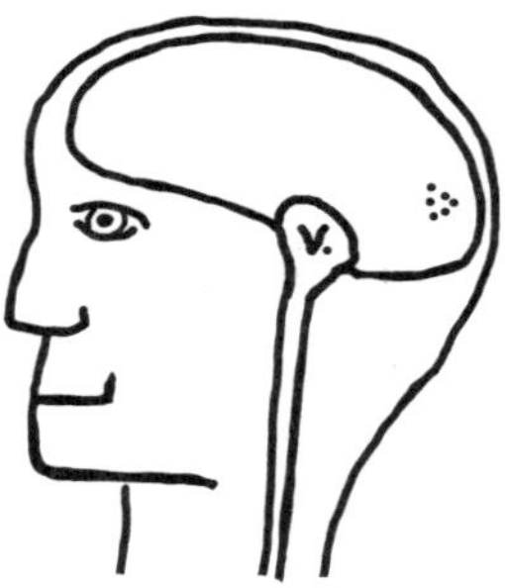

Abb. 3

Natürlich sind in unserem Hinterkopf keine vollständigen Bilder gespeichert, sondern immer nur Bildfragmente. Verschiedene Nervenzellformationen erzeugen jeweils spezielle Details wie Formen, Strukturen, Vorder- und Hintergrund und Farben. Wenn also ein Erinnerungsauftrag in den Hinterkopf übermittelt wird, kommt es dort zu einer Art von Gemeinschaftsleistung: Das Erinnerungsbild wird aus vielen Einzelheiten zusammengebaut und greift auf das zurück, was jeder von uns dort abgespeichert hat. Dies ist ein aktiver und auch kreativer Prozess. Sicherlich haben Sie schon oft erlebt, dass Sie dieselbe Situation völlig anders erinnern als Menschen, die ebenfalls beteiligt waren; dass jene für Sie überraschend neue Details und Abläufe schildern. Die Funktionsweise unseres Gehirns erschwert einerseits die Zuverlässigkeit unseres Erinnerungsvermögens, gibt dafür aber Raum für Phantasie und Kreativität. Wir können uns alles vorstellen, was wir nur wollen, uns alle nur denkbaren Bilder zusammenbauen, auch die eines grünen Elefanten mit gelben Punkten. Die hiermit verbundenen Nerventätigkeiten laufen elektrochemisch ab und sind messbar.

Wenn wir uns mit jemandem unterhalten, lösen wir gegenseitig im Gehirn des anderen Signale aus. Wir können tatsächlich mit gezielten Fragen ganz bestimmte Regionen im Gehirn unseres Gegenübers stimulieren, wie mit der Frage nach der Einrichtung Ihres Wohnzimmers. Durch elektrische und chemische Nervenimpulse kommen Gedanken, Ideen und Empfindungen überhaupt erst zustande.

Wenn ich Sie jetzt bitte, ein paar persönliche Eckdaten zu nennen, spreche ich Ihren Verstand an, und dieser versucht, etwas über Sie zu berichten. „ICH heiße ... ICH mache ... ICH finde ... ICH möchte." Sobald unser Ego angesprochen wird, werden hauptsächlich Regionen aktiviert, die im vorderen Gehirnbereich angesiedelt sind.

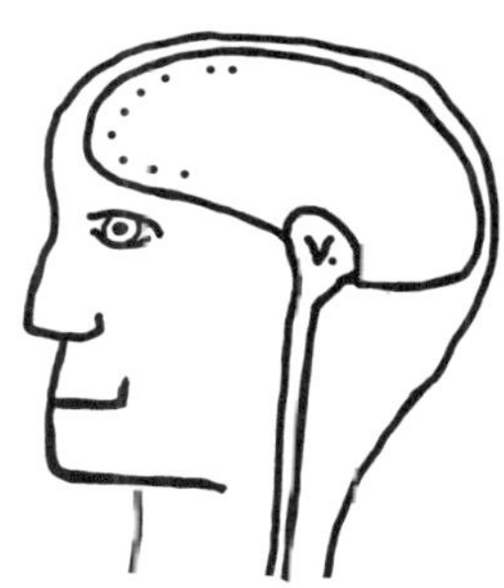

Abb. 4

Unsere verschiedenen Persönlichkeitsanteile – der strenge innere Richter, der innere Schweinehund, der innere Trauerkloß, der innere Kampfhund und der innere Angsthase ebenso wie der innere Berater, der innere Helfer und der innere Weise – sind zwar über weite Areale unseres Gehirns verteilt. Wichtige Verstandestätigkeiten befinden sich allerdings recht konzentriert in der Hirnregion direkt hinter unserer Stirn. Wir tippen uns gegen die Stirn und sagen „Ich". In diesen oberen Bereichen unseres Gehirns können wir vieles selbst entscheiden: Ich kann den inneren Befehl geben, den Arm zu heben, oder ich kann es lassen. Über diese Abläufe haben wir eine relativ gute Kontrolle. Wir werden darauf etwas später noch zurückkommen.

Die verschiedenen Gehirnareale

Zum leichteren Verständnis sprechen wir zwar von verschiedenen Gehirnarealen, es gibt jedoch keine voneinander getrennten Bereiche. Unser Reptiliengehirn, unser emotionales Gehirn und unser Großhirn sind zu einer Einheit zusammengewachsen, übernehmen aber nach wie vor sehr unterschiedliche Aufgaben. Diese verschiedenen Bereiche sollten wir kennen, da die Aktivierung eines bestimmten Teils des Gehirns jeweils zu ganz bestimmten Aktivitäten, Empfindungen und Einschränkungen führt.

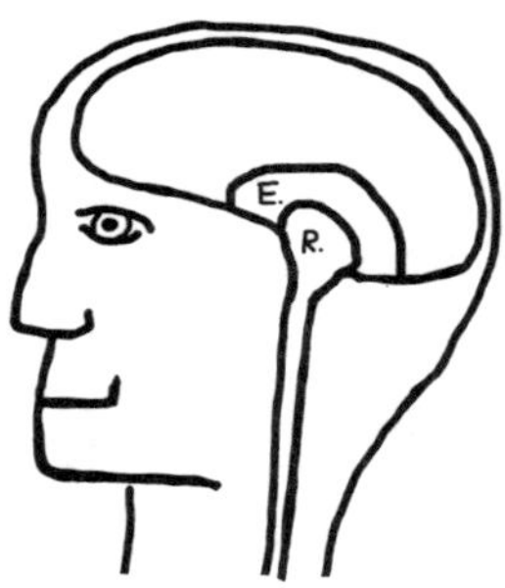

Abb. 5

Abb. 5 zeigt die Schichtung unseres Gehirns. Das R. bezeichnet das vegetative „Reptiliengehirn", welches unter dem emotionalen Gehirn, hier E., angesiedelt ist.

Reptiliengehirn und vegetatives Nervensystem

Der Hirnstamm unterhalb unseres Großhirns und oberhalb unserer Wirbelsäule, ungefähr dort, wo die Wirbelsäule mit dem Spinalkanal in unser Gehirn einmündet, wird auch Reptiliengehirn genannt. Er ist der älteste und tiefliegendste Teil des menschlichen Gehirns. Hier befindet sich eine Steuerungszentrale, die sich „vegetatives Nervensystem" oder „autonomes Nervensystem" nennt: unsere innere Energiezentrale. Bei niederen Wirbeltieren wie den Reptilien macht dieser Bereich sogar fast das gesamte Gehirn aus. Wie die Bezeichnung „Reptiliengehirn" schon sagt, besitzen wir alle unseren inneren „Alligator". In unserem Leben ist er ständig mit von der Partie. Hier fehlen höhere Funktionen wie Emotionen und Verstandestätigkeiten.

Wenn dieser Bereich unseres Gehirns aktiviert ist, erleben wir hauptsächlich Impulse wie Hunger, Durst, den Sexualtrieb und den Impuls, anzugreifen oder zu flüchten. Wenn unser Leben in der letzten Zeit sehr stark geprägt wurde von Anspannungen und Bedrohungsempfindungen, wenn wir innerlich immer in Alarmbereitschaft sein müssen und unser Leben außer Nahrungszufuhr und Sexualität nur wenig anderes zu bieten hat, könnten wir unser Leben als eine Existenz auf Reptilienniveau beschreiben. Jede weitere Wiederholung stärkt die angesprochene Nervenregion.

Hier haben wir es mit Bereichen und Funktionen zu tun, die wir nicht bewusst steuern können: Blutdruck, Herztätigkeit, Blutzusammensetzung, Verdauung, Muskelspannungen im Gesamtkörper, Immunsystem, Hormonstatus und Schlafzyklus, um nur einige zu nennen. All diese Abläufe, die elementar wichtig für unser Überleben sind, entziehen sich unserer Kontrolle. Wir können natürlich in gewissem Maß indirekt Einfluss nehmen – positiv wie negativ –, indem wir Sport treiben oder nicht, uns gesund ernähren oder nicht, aber wir sind nicht in der Lage, quasi auf Knopfdruck eine gewünschte Wirkung zu erzielen. Befehl an das Immunsystem: bitte 100 % mehr Leistung. Schön wär's. Aber so funktioniert es leider nicht.

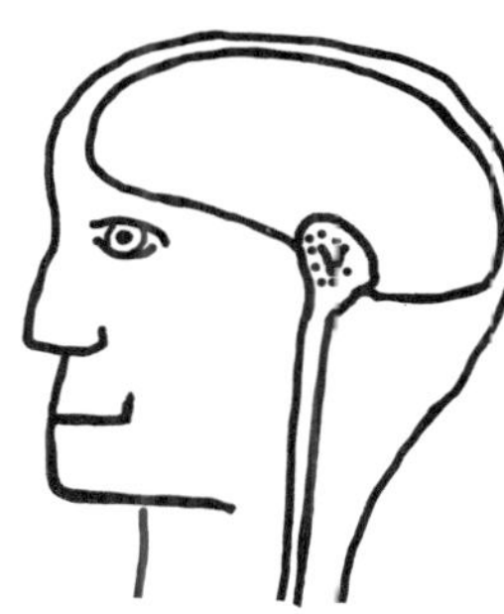

Abb. 6

Wenn ich – während ich Ihnen all diese Dinge schildere – gleichzeitig meinen Blutdruck und meine Verdauung kontrollieren müsste, wäre ich hoffnungslos überfordert. Für diese lebenswichtigen Funktionen ist ein spezielles Nervensystem zuständig: In Abb. 6 ist es mit einem V wie vegetativ gekennzeichnet und mit kleinen Punkten versehen, die die elektrochemischen Aktivitäten anzeigen.

Sobald das vegetative Nervensystem „unter Strom“ gesetzt wird, also elektrisch aktiver ist, spüren wir innere Unruhe und einen Anstieg verschiedener biologischer Funktionen, wie der Herztätigkeit.

Das vegetative Nervensystem ist unterhalb unseres Großhirns angelegt, damit wir über die von ihm gesteuerten Abläufe nicht nachdenken. Wenn Sie durch einen Park gehen und ein bissiger Hund mit gefletschten Zähnen auf Sie zurennt, sollten Sie sich nicht erst fragen: „Was das wohl für eine Rasse ist? Könnte dieser Hund mir wirklich gefährlich werden? Was mache ich denn nun?“ Wahrscheinlich wäre der Hund bereits über Sie hergefallen, bevor Sie noch zu Ende gedacht hätten. Weil das Denken in solchen Fällen nicht dem Überleben dient, laufen die entsprechenden Vorgänge automatisch ab. Noch vor den ersten Gedanken spult Ihr Körper schon längst seine Angriffs- oder Fluchtimpulse ab. Schnelligkeit ist gefragt. Sie sehen oder hören etwas Bedrohliches und sind in ein paar Millisekunden reaktionsbereit, das heißt innerlich „auf Hochtouren“.

Bis hierher scheint das noch alles sehr sinnvoll zu sein. Aber wenn uns unser Chef mit wütender Stimme in sein Büro zitiert, erleben wir reflexartig ähnliche Abläufe in uns, gerade so als würden wir von einem wilden Tier angegriffen. Wenn wir uns bedroht fühlen, wenn wir unter Druck gesetzt werden, reagiert automatisch unsere innere Steuerungszentrale und schaltet auf Kampf oder Flucht, obwohl es oft vorteilhafter wäre, entspannter, gelassener und überlegter zu reagieren und die Situation einzuschätzen. Wir haben aber erst einmal keine Wahl, denn das vegetative Nervensystem reagiert unglaublich schnell.

Sabine H. schildert, dass sie seit etwa 6 Monaten unter extremem Herzrasen, Schweißausbrüchen und Durchfällen leidet. Diese Symptome träten schlagartig auf, sobald sie in kleinere Räume mit Menschen gehen müsse. Straßenbahnen und Fahrstühle müsse sie seitdem meiden. Sabine kann diese Symptome nicht einordnen. Ihr Hausarzt hat sie zudem verunsichert, da er keine organische Ursache finden kann und sie zu einem Psychiater schicken will.

Sind das nun bloße Stressreaktionen, die auch wieder vorüber gehen? Oder verbergen sich in Sabines Psyche größere Probleme? Treten ihre Symptome „psychosomatisch" auf, zeigen also, dass ihr Körper direkt auf Stress oder psychische Probleme antwortet? Schließlich haben wir eben erfahren, dass das vegetative Nervensystem sehr schnell und autonom reagiert. Mit solchen und ähnlichen Situationen werden fast alle Menschen im Laufe ihres Lebens irgendwann einmal konfrontiert. Aber solange keine eindeutigen Ursachen zu finden sind, bleiben auch die Maßnahmen unklar.

Um in diese Abläufe mehr Einblick zu erhalten, müssen wir uns zunächst noch ein paar andere Aspekte anschauen, die Zusammenhänge herzustellen vermögen. Bei psychovegetativen – also psychosomatischen – Problemen befinden wir uns oft schon in einem Teufelskreis, bei dem sich der Auslöser bereits nicht mehr feststellen lässt.

Das Vegetative im Detail

Wie funktioniert denn unsere innere Energiezentrale, das vegetative Nervensystem? Hier verbirgt sich unsere Lebenserhaltungsquelle. Welche Abläufe werden von dort aus eigentlich genau gesteuert?

Herz und Blut

Das vegetative Nervenzentrum kontrolliert unter anderem die Herztätigkeit und die Blutzusammensetzung. In Stressphasen schaltet unser Körper in den Kampf- oder Fluchtmodus, was bedeutet, dass die großen Muskelgruppen versorgt werden müssen. Das führt zu einer stärkeren Atmung, da die Muskeln Sauerstoff benötigen. Zusätzlich wird mehr Blut vom Magen-Darm-Trakt weg und hin zum Herzen und zu den Muskelgruppen geleitet. Das hat negative Konsequenzen für unsere Verdauung, sie wird unterbrochen.

Abb. 7 zeigt das Herz und eine Arterie mit roten Blutkörperchen (dunkle Punke), die den Sauerstoff transportieren. Wir sehen die Blutfette, die Cholesterin genannt werden (als X dargestellt), und den Blutzucker (kleine Striche). Sauerstoff, Fett und Zucker sind die drei Hauptenergieträger.

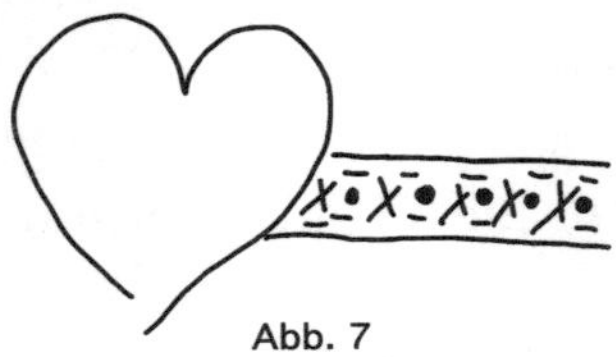

Abb. 7

Wenn das vegetative Nervensystem nun Stress erzeugt, benötigen unsere Muskelgruppen nicht nur mehr Sauerstoff, sondern auch zusätzliche Nährstoffe: Fette (Cholesterine) und Zucker. Daher atmen wir in Stresssituationen heftiger, und aus dem Gewebe werden Zucker und Fette in den Blutkreislauf gegeben.

Damit nun die großen Muskelgruppen möglichst schnell versorgt werden, muss der Blutdruck steigen. Das Prinzip funktioniert ähnlich wie bei einem Gartenschlauch: Wenn wir diesen zusammendrücken, erhöht sich der Wasserdruck. Bei Stress verengen sich unsere Blutgefäße, der Blutdruck steigt. Gleichzeitig werden in unsere inneren Gartenschläuche mehr Blutfette und Zucker eingespeist. Es wird also deutlich enger und voller (Abb. 8).

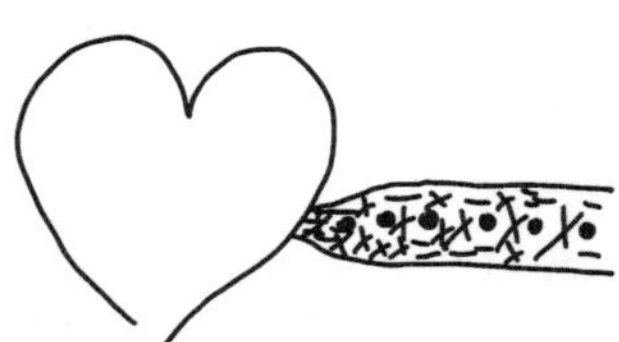

Abb. 8

Wenn wir unter Stress diese Nährstoffe verbrauchen und der Druck sich schnell wieder auflöst, ist alles okay. Oft genug jedoch befinden wir uns zu lange im Dauerstress und verharren zudem als Zivilisationsmenschen weitaus mehr in sitzenden Positionen, als dass wir uns bewegen. Während wir in früheren Zeiten viele Kilometer pro Tag zu Fuß gingen, legt der durchschnittliche Deutsche heute nur noch etwa 600 Meter pro Tag auf eigenen Beinen zurück. Wir ernähren uns aber teilweise immer noch so, als würden wir weiterhin meilenweit durch Wald und Flur laufen.

Es besteht aber noch eine weitere Problematik: Je älter wir werden, desto mehr Ablagerungen bilden sich an den Wänden unserer Blutgefäße (Abb. 9).

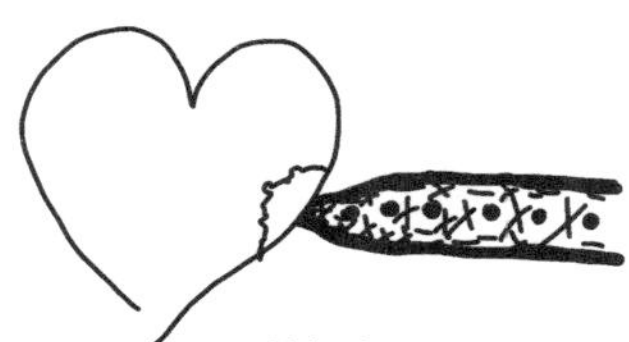

Abb. 9

Diese Ablagerungen werden umgangssprachlich auch „Arterienverkalkung“ genannt. Wenn also bei Hochdruck die (Arterien-) „Schläuche“ verengt werden und eine Arterienverkalkung vorliegt, ist die Flexibilität deutlich verringert, und die Verengung hält sich wesentlich länger. Deshalb leidet ein älterer Mensch auch wesentlich längere Zeit unter Bluthochdruck als ein junger Mensch.

Nun wird vielleicht deutlich, warum Herz-Kreislauf-Versagen in einem stressgeplagten Land wie Deutschland Todesursache Nummer 1 ist. Wenn sich unsere Arterien stark verengen und gleichzeitig mit zusätzlichen Blutfetten und Blutzucker versorgt werden, kann es zu einer Verstopfung kommen. Und wenn sich diese Verstopfung im Herzgewebe oder im Gehirn befindet, erleben wir einen Herzinfarkt oder Schlaganfall. Stress/Dauerstress spielt hierbei nicht selten als Auslöser eine entscheidende Rolle, denn das vegetative Nervensystem wird – wie vorher bereits geschildert – in einer Stresssituation elektrisch aktiver.

> Gerhard F. hat etwas Übergewicht. Er arbeitet als Programmierer in einem Computerunternehmen, das ständig Mitarbeiter entlässt. Er muss viele Überstunden bewältigen und unter Zeitdruck arbeiten. Er sorgt sich sehr um seine materielle Absicherung. Bei einer Routinekontrolle hat sein Hausarzt erhöhte Blutfettwerte und einen zu hohen Blutdruck festgestellt. Gerhard bekommt die Anregung, weniger Fleisch und mehr Gemüse zu essen. Tatsächlich bemüht sich Gerhard darum, seine Ernährung umzustellen. Er unternimmt sogar nach dem Abendessen regelmäßig Spaziergänge. Bei der nächsten Kontrolluntersuchung nach 3 Monaten sind alle Werte konstant schlecht. Gerhard kann das nicht verstehen.

Wenn Ihr Arzt Ihnen also sagt, dass Ihr Cholesterinspiegel zu hoch sei und Sie doch bitte in der nächsten Zeit weniger Fleisch essen sollten, dafür mehr Salat, Gemüse, Mineralwasser und Knäckebrot, kann es sein, dass Ihre Blutwerte sich erst dann günstig verändern, wenn auch der Stress in Ihrem Leben abnimmt und/oder Sie gelernt haben, mit Stressbewältigungsstrategien gegenzusteuern.

Das Immunsystem

Auch das Immunsystem wird vom vegetativen Nervensystem gesteuert. Wenn letzteres stressbedingt stärker aktiviert wird, reduzieren sich die Tätigkeiten des Immunsystems massiv, es läuft quasi auf „Sparflamme“. Würde nämlich das Immunsystem in Stresssituationen gleichzeitig mit aktiviert, könnte es in seiner Übererregung unseren Körper selbst angreifen. Autoimmunerkrankungen wären die Folge und könnten einen tödlichen Verlauf nehmen. Deshalb leiden wir in Stressphasen unter Immunschwäche und sind anfälliger für Krankheiten. Manchmal kann unsere Gesundheit sich noch für eine gewisse Zeit in einem labilen Gleichgewicht halten, weil unter Stress Cortison-ähnliche Stoffe ausgeschüttet werden, die zum Beispiel entzündungshemmend wirken. Wir wundern uns dann, dass wir unter Hochdruck noch funktionieren konnten, im darauffolgenden Urlaub dann aber erkranken. Das körpereigene Cortison hat uns trotz geringer Immuntätigkeit durchhalten lassen. In Ruhephasen geht seine Produktion wieder zurück, und wir stehen da ohne entsprechenden inneren Schutz.

Generell müssen wir also von einer Immunschwächung durch Stress ausgehen, was ein Spektrum an Symptomen auslösen kann. Eine große Anzahl unterschiedlicher Erkrankungen haben hier ihren psychosomatischen Hintergrund: grippale Infekte, Hauterkrankungen sowie verzögerte Heilungsvorgänge nach Operationen, Unfällen, Erkrankungen sowie Entzündungen jeder Art, um nur ein paar Beispiele zu nennen. Psychosomatische Zusammenhänge gelten für alle Erkrankungsformen. Jeder Mensch funktioniert nach dem gleichen Prinzip.

Ein Heilungsvorgang ist vor allem von unserem Immunsystem abhängig. Selbst der Verlauf einer Krebserkrankung ist gebunden an den Status unseres Immunsystems. Und dieses wird wiederum in höchstem Maße beeinflusst von unserem Unvermögen beziehungsweise unseren Kompetenzen, mit Stress umzugehen. Wenn wir erst einmal die Wechselwirkungen zwischen Stress, Immuntätigkeit und Erkrankung ernst nehmen und Techniken erlernen, mit denen wir entspannen und unser Immunsystem stimulieren können, verfügen wir über ein enorm mächtiges Werkzeug für unser gesamtes Leben, um uns gesund zu erhalten oder schneller gesund zu werden.

Georg W. funktioniert die Woche über wie eine Maschine. Sobald aber ein verlängertes Wochenende ansteht oder er Urlaub hat und zur Ruhe kommt, jagt ihn eine Grippe nach der nächsten. Er ist frustriert, dass er freie Tage jedes Mal im Bett verbringen muss, anstatt die Freizeit zu genießen und sich zu erholen.

Brigitte J. hingegen berichtet, dass sie auf jede Form von Zeitdruck oder anderem Stress sofort mit Unterleibsentzündungen reagiere. Sie könne sich weder komplett vor Anforderungen von außen noch vor diesen ewig wiederkehrenden Infektionen schützen.

Natürlich müssen wir heute Erkrankungen immer systemisch verstehen und äußere und innere Wirkfaktoren ausloten und einbeziehen. Doch die Berücksichtigung der Zusammenhänge zwischen Immunsystem, vegetativen Tätigkeiten und Stresserleben ist immer ein grundsätzlicher Baustein im Zuge der Ursachenforschung.

Verdauen und Ausscheiden

Wie bereits einleitend kurz erwähnt, stoppt Stresserleben den natürlichen Verdauungsprozess, wenn das Blut vom Verdauungstrakt abgezogen und zum Herzen und zu den Muskelgruppen geleitet wird. Das hat entweder Verstopfungen oder Durchfall zur Folge. Wer kennt nicht einen „nervösen Magen", wenn wir Angst haben, oder „Schmetterlinge im Bauch", wenn wir uns verlieben? Gerade chronische Magen- und Darmerkrankungen sind auf einen psychosomatischen Hintergrund hin zu untersuchen, also auf das Zusammenspiel von physischen und psychischen Ursachen.

Schlafen und Wachen

Vom vegetativen Nervensystem wird ebenfalls unser Schlafrhythmus kontrolliert. Schlafstörungen zählen zu den am häufigsten genannten Stresserkrankungen und führen zu weiteren gravierenden Einschränkungen, was immer noch hochgradig unterschätzt wird: Konzentrationsstörungen und Gedächtnisprobleme bis hin zu Angstattacken und Depressionen können die Folge sein. Für eine Vielzahl von Problemen sollten wir also gar nicht psychotherapeutisch in die Kindheit zurückgehen, sondern uns vielmehr in ein „Entspannungs-Bett“ legen.

Körper-Muskel-Spannung

Auch die gesamte Muskelgrundspannung wird vom vegetativen Nervensystem gesteuert. Natürlich gibt es viele Muskeln, die sich von uns aus unseren höheren Hirnregionen heraus bewusst aktivieren lassen. Sie können, wenn Sie wollen, wahrscheinlich ihre Arme bewegen, die dieses Buch halten; doch insbesondere Ihre Nacken-, Schulter- und Rückenmuskeln, also vor allem die Haltemuskulatur, werden im vegetativen Nervensystem gesteuert und entziehen sich damit schnell unserem höheren Bewusstsein. Hier sitzen uns also unbewusste Muskelanspannungen buchstäblich im Genick. Wir sind angespannt, ohne es zu merken. Wenn dem nicht so wäre, würde unser Kopf zur Seite wegfallen. Wir halten unseren Kopf aufgrund der Muskelspannungen im Nackenbereich aufrecht, obwohl wir uns darauf nicht konzentrieren. Diese Steuerung übernimmt das vegetative Nervensystem. Es gibt also Spannungen in uns, die wir gar nicht bemerken!

Wenn das vegetative Nervensystem unter Stress steht, führt das zu einer Erhöhung dieser Muskelspannungen. Wir selbst erle-

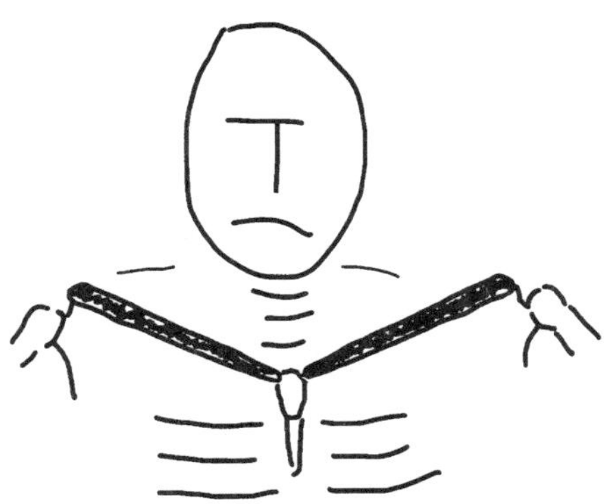

Abb. 10

ben das zum Beispiel dadurch, dass wir in Stressphasen mit hochgezogenen Schultern durch den Tag laufen bzw. am Schreibtisch sitzen. Stellen Sie sich einmal mit freiem Oberkörper vor den Spiegel: Was sehen Sie? Etwa eine Körperhaltung wie in Abb. 10?

Sie können Ihre beiden Schlüsselbeinknochen recht gut erkennen. In Stressphasen oder bei Dauerstress sind diese aufgrund von Kontraktionen Ihrer Schulter- und Nackenmuskulatur hochgezogen. Die ganze Schulter- und Nackenpartie ist dann verspannt angezogen.

Welche Auswirkungen dies zum Beispiel auf die Kopfschmerz-Wahrscheinlichkeit hat, weiß jeder, der zu Spannungskopfschmerzen neigt. Steht also das vegetative Nervensystem unter Strom, wird der gesamte Nacken- und Rückenmuskelbereich aktiviert. Das wirkt wie eine Art Muskelpanzer, eine Verhärtung, die uns für den Kampf stählt, den erstarrten Totstellreflex begünstigt oder auf die Flucht vorbereitet. Das kann uns auch heute noch in kurzen Stressphasen nützen, zum Beispiel beim Sport. Aber dauerhaft ergeben sich gravierende Probleme daraus.

Heidrun H. kommt in die Beratung. Noch bevor sie einen Satz sagt, fällt mir auf, wie sehr sie die Schultern hochgezogen hat. Zuerst entsteht bei mir der Eindruck, als habe sie große Angst, aber das verneint sie. Psychisch sei alles vollkommen in Ordnung, sie leide nur unter immer wiederkehrenden Unterleibsentzündungen. Ihre Gynäkologin habe sie jetzt zum Psychologen geschickt, er solle über eventuelle Partnerschaftsprobleme mit ihr sprechen. Diese Anregung empfinde sie als sehr beschämend und auch als unverständlich. Ihre Ehe verlaufe harmonisch.

Heidruns Geschichte bietet also den unterschiedlichen Behandlern vielfältige Ansatzmöglichkeiten, und jeder Facharzt und Therapeut sieht durch sein „Mikroskop“. Es ist immer wieder wichtig, sich daran zu erinnern, dass nicht Fälle, sondern Menschen zu behandeln sind. Es geht also nicht um eine Entzündung, es geht nicht um einen Eierstock, es geht nicht um eine Ehe. Es geht hier um Heidrun. Und die sitzt mit hochgezogenen Schultern in der Praxis und ist ratlos. Der erste Schritt besteht nun nicht darin, detektivisch nach möglichen Ursachen in Heidruns Leben zu forschen, sondern die Zusammenhänge zu verdeutlichen zwischen Entzündungen, geschwächtem Immunsystem, hoher Muskelspannung und möglichen weiteren Symptomen. Ohne viel über Heidrun zu wissen, offenbart bereits der erste Blick ein hohes muskuläres Anspannungsniveau; dies zeigt möglicherweise an, dass Heidruns Immunsystem nicht mehr ausreichend aktiv ist.

Um Ihnen an dieser Stelle schon einmal Mut zu machen: Wir können heilsame Veränderungen auf den Weg bringen und werden es auf realistische und gut funktionierende Weise tun. Abb. 11 zeigt Ihnen schon einmal eine entspanntere Körperhaltung, die wir durch entsprechendes sanftes Training erreichen wollen. Wir werden bei der Selbststeuerung weiter hinten sehen, wie das geht. Versuchen Sie bitte nie, Ihren Körper gewaltsam in diese Position zu zwingen.

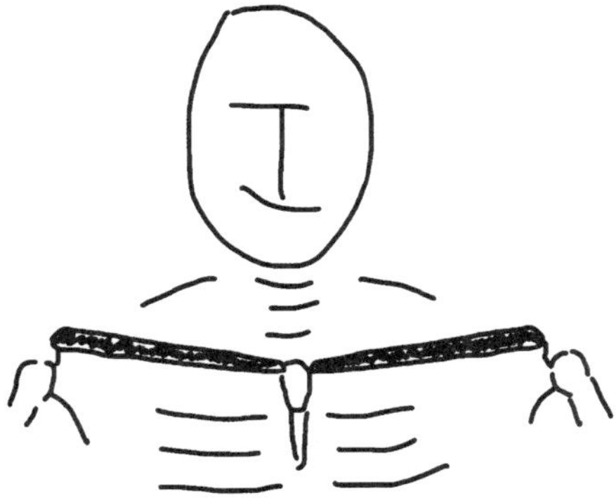

Abb. 11

Vorher müssen wir uns aber noch mit einer weiteren Problematik beschäftigen, die mit den stressbedingten Körperreaktionen einhergeht: dem **psychosomatischen Bandscheibenvorfall.** Unsere beiden Rückenmuskelstränge, die rechts und links neben der Wirbelsäule verlaufen (Abb. 12), sind relativ kräftig und stark, da sie dafür sorgen müssen, dass wir aufrecht stehen, gehen und sitzen können. Wenn sich diese Muskelgruppen stressbedingt dauerhaft verhärten, entstehen natürlich maximale Verspannungsschmerzen, die zu Muskelentzündungen oder anderen Muskelerkrankungen führen können.

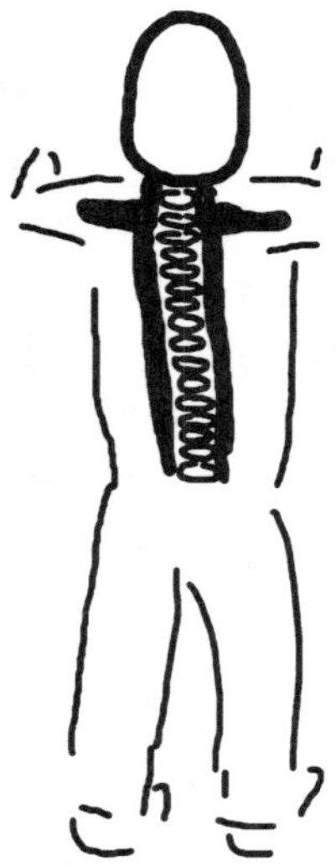

Abb. 12

In einem sehr verhärteten Zustand neigen diese beiden großen Muskelstränge dazu, sich gewissermaßen wie Brechstangen zu verhalten. Da wir nun aber nicht stocksteif aufrecht durch den Tag gehen, sondern uns beugen und drehen müssen, können diese verhärteten Muskelstränge die Wirbelkörper auseinanderdrücken. Damit überlasten sie die Bandscheiben so stark, dass sich diese womöglich bis in unseren Spinalkanal hineindrücken, der als Nervenautobahn innerhalb unserer Wirbelsäule verläuft.

Wir sehen also, dass Dauerstress die Rückenmuskeln verhärten lässt und diese dann bei Bewegungen auf die Wirbelkörper drücken. So entstehen vegetativ oder psychosomatisch bedingte Bandscheibenvorfälle.

Sind diese Muskelgruppen hingegen zu schwach, erfahren die Wirbelkörper der Wirbelsäule zu wenig Halt, und es kommt ebenfalls zu ernsthaften Komplikationen. Eine Schwächung kann viele Ursachen haben, beispielsweise mit unserer Sofa-Kultur. Erstens sitzen wir zu viel, und zweitens ist unsere Sitzhaltung in der Regel zu schlaff. Natürlich produziert auch eine „schlappe" Geisteshaltung eine schlappe Muskulatur. Überall finden wir Kreisläufe, die sich wechselwirkend verstärken und auf die wir unbedingt Einfluss nehmen sollten.

Die körpereigene Chemie

Das vegetative Nervensystem steuert auch unsere körpereigene Chemie. Innerhalb unserer zwischenmenschlichen Beziehungen sprechen wir ja davon, ob wir uns gut „riechen" können, ob die Chemie stimmt oder nicht. Ob wir zueinander passen und gut miteinander können, ist eine der wichtigsten Grundvoraussetzungen für ein harmonisches Zusammenspiel. Auch in unserer körpereigenen Chemie spielt dies eine gewichtige Rolle.

Neben der elektrischen Informationsverarbeitung der Körper- und Nervenzellen gibt es eine biochemische Übertragung von Nachrichten. Unser gesamter Organismus ist gewissermaßen durchtränkt von verschiedenen chemischen Stoffen, die in uns Vorgänge auslösen, hemmen, fördern oder stoppen. Unter dem Oberbegriff der Nervenbotenstoffe verstecken sich sowohl Neurotransmitter, Neuropeptide und Neurohormone als auch Neuromodulatoren. Diese unterscheiden sich vor Allem durch den Ort der Entstehung, ihre chemische Struktur und ihre Wirkung auf die Nervenzelle. Zu den wahrscheinlich bekanntesten zählen unter anderem Adrenalin, Endorphin, Serotonin, Testosteron und Östrogen. Sie alle haben eine enorme Wirkung auf unsere psychosomatische Verfassung. Sicherlich wissen Sie bereits, wie sehr uns Adrenalin stimulieren kann, oder dass das Östrogen andere Prozesse in uns anregt als das Testosteron. Ein chemischer Wechsel kann auf körperlicher Ebene dazu führen, dass sich entweder mehr Muskeln bilden und straffen, oder dass die Haut weicher und das Haarwachstum angeregt wird. Dies hat natürlich sofort wiederum Auswirkung darauf, wie wir uns fühlen und sehen. Sportler, die bestimmte Substanzen nutzen, um ihre Körper zu manipulieren und noch leistungsfähiger zu machen, wissen oft nicht, was sie sich langfristig damit antun, da sie einseitig denken und die Folgen für das gesamte System nicht einschätzen können.

Bei den Chemikalien, die in uns wirken, handelt es sich um Eiweißstoffe, die in der Lage sind, Informationen zu transportieren. Es gibt allein über 200 sogenannte Neurotransmitter.

Eine körpereigene Chemikalie hat in letzter Zeit für große Aufregung gesorgt: Oxytocin wird von unserem Körper ausgeschüttet, wenn wir etwas besonders Schönes erleben, uns verlieben, unser Kind zum ersten Mal in den Armen halten oder auch sexuell erregt werden. Neurowissenschaftler gehen heute davon aus, dass Oxytocin die Fähigkeit zu haben scheint, Verbindungen in unserem Gehirn zu lockern und unseren Zugang zum rationalen Verstand einzugrenzen. So könnte man tatsächlich sagen, dass in besonders freudigen Momenten unser Verstand fast ausgeschaltet ist. Liebe macht also tatsächlich blind!

Wahrscheinlich haben viele von uns bereits die Erfahrung gemacht, dass sich eine Freundschaft bzw. die Freundin oder der Freund sehr stark verändert hat, als eine neue Liebe in ihr oder sein Leben getreten ist. Plötzlich scheinen wir diesen Menschen kaum noch zu kennen, er oder sie entwickelt vielleicht sogar ganz neue Interessen und Vorlieben, wird selbstbewusster oder auch unsicherer, lässt sich zu Dingen hinreißen, oder äußert ganz ungewohnt Ideen.

Irgendwann reduziert sich der Oxytocinspiegel in unserem Blut wieder, unser Verstand gewinnt erneut die Oberhand und liefert uns die passenden Bewertungen zu dem, was wir unter Oxytocineinfluss erlebt oder unternommen haben. Diese Chemikalie hat in der letzten Zeit auch deshalb für Furore gesorgt, weil in ihr ein enormes Potenzial vermutet wird: Wenn durch diesen Stoff fest gefügte Verbindungen in unserem Kopf gelockert werden, könnte er ein sehr bedeutsamer Baustein für Veränderungen in uns sein. Liebe und Freude sind also für unsere geistigen Entwicklungschancen von großer Bedeutung. Eine Hochstimmung kann demzufolge auch genutzt werden, um wünschenswerte neue Ressourcen in uns zu festigen (und nicht nur zum Feiern).

Für diesen Lernprozess gibt es aber noch weitere recht bekannte „Chemie-Cocktails". Aufmerksamkeit, Lernfähigkeit, motorische Aktivität – für all diese Funktionen braucht das Hirn des Menschen Dopamin, ebenfalls ein Neurotransmitter. Dopamin gilt als eine Art „Lernhormon". Wenn wir etwas Freudiges, Sinnvolles erleben, steigt der Dopaminspiegel, und die Erfahrung kann in unserem Langzeitgedächtnis gespeichert werden. Deshalb funktioniert nachhaltiges Lernen nur mit Inhalten, die wir wirklich mögen.

Auch das individuelle Glücksgefühl basiert auf einem fein abgestimmten Zusammenspiel von Neurotransmittern und Hormonen. Dazu gehört zum Beispiel Serotonin, das unsere psychische Verfassung moduliert, Noradrenalin, das in niedriger Dosis anregend, ihn höherer Dosis eher aufregend wirkt. Recht bekannt sind wohl auch die Endorphine, die als körpereigene Opiate bezeichnet werden (Endo = innerlich, Morphine = Opiate, also Endo-Morphine). Sie sind für Glücksgefühle, aber auch für die Schmerzregulierung verantwortlich. Der Körper schüttet Endorphine verstärkt in Ausnahmesituationen aus –

beispielsweise unter starker körperlicher Anstrengung, Stress und Schmerzen.

Diese und viele weitere körpereigene Chemikalien sind von elementarer Bedeutung, da sie unser Erleben beeinflussen und wir von ihnen im höchsten Maß abhängig sind.

Auch hier müssen wir wieder systemische Zusammenhänge realisieren: Es sind nicht die chemischen Botenstoffe allein, die in uns etwas bewirken; auch sie sind eingebunden in eine komplexe Wirkungskette. So können diese chemischen Reaktionen von außen ebenso angeregt werden wie von Erinnerungen, Gedanken oder Körpersignalen. Natürlich spielen auch unsere Tagesverfassung, unser Temperament und unsere Persönlichkeit eine große Rolle. In der Regel kommt es zu Kombinationserscheinungen.

Rainer B. geht wegen Depressionen zum Psychiater. Er schildert dem Arzt, dass ihn seine Frau vor 2 Monaten verlassen habe und er nun keinen Sinn mehr im Leben sehe. Er fühle sich traurig und antriebslos und wolle am liebsten nur noch bei geschlossenen Fenstervorhängen auf dem Sofa liegen.

Der Facharzt schaut durch sein „Fach-Mikroskop“ und verschreibt ihm ein Antidepressivum, das den Abbau von Serotonin im Gehirn bremsen soll. Anscheinend geht der Arzt davon aus, dass Rainers Frau nicht nur ihre Koffer, sondern auch das aktivierende Serotonin aus Rainers Gehirn mitgenommen hat. Zudem lässt sich ein Rezept wesentlich einfacher ausstellen, als sich Zeit für eine „Lebensberatung“ zu nehmen.

ANMERKUNG: In den Lehrbüchern zur Pharmakotherapie wird immer wieder betont, dass eine Monotherapie nicht sinnvoll ist. Das bedeutet: Nur Medikamente zu verschreiben, ohne auch psychotherapeutisch auf den Patienten einzuwirken, gilt heute als „Kunstfehler“. Die Realität sieht leider immer noch anders aus.

Der Umgang mit Krisen ist natürlich nicht nur ein chemisches Problem in unserem Kopf. Wir sind nun mal komplexe Wesen, deren Handeln und Empfinden von vielen Faktoren abhängig ist. Von großer Bedeutung sind in diesem Zusammenhang unsere Emotionen.

Das „emotionale Gehirn"

Über dem „Reptiliengehirn", also dem Sitz des vegetativen Nervensystems, das sich dort befindet, wo die Wirbelsäule in unseren Kopf eingeht, liegt unser Gefühlszentrum. Dieses befindet sich innerhalb einer Art von Grenzring (lateinisch „Limbus") und wird auch „limbisches System" genannt. Es kann aktiviert werden durch äußere Reize, Erinnerungen, Gedanken oder Körpersignale.

In der evolutionären Entwicklung unseres Gehirns, das sich im Laufe langer Zeitabschnitte immer weiter ausbilden konnte, entstand nach dem „Reptiliengehirn" gewissermaßen als weitere Hirnschicht darüber das „emotionale Gehirn". Dank dieser neueren Schicht können wir gefühlsmäßige Bindungen aufbauen und uns auch über Gefühle austauschen (Reptilien können das nicht). Hier finden wir Strukturen wie Amygdala, Tegmentum und Accumbens, die unsere basalen Gefühle wie Angst, Wut, Freude etc. beeinflussen. Allerdings sind in diesem Bereich immer noch keine Verstandestätigkeiten anzutreffen.

Dieser Teil des Gehirns wird „emotional" genannt, obwohl er eigentlich nur Gefühle verschaltet. Emotionen stellen im Gegensatz zu Gefühlen komplexere Zustände dar, die mit Gedankenabläufen verbunden sind und dann auch sichtbar in Erscheinung treten. Für das Zustandekommen einer Emotion bedarf es also höherer Hirnstrukturen.

Schauen wir uns nun das Thema Schmerz einmal an, da das emotionale Gehirn eine Rolle spielt, wenn es um das Empfinden von Schmerzen geht. Interessanterweise unterscheidet das Gehirn nicht, ob wir beispielsweise akut unter Rückenschmerzen leiden, ob wir uns an etwas Schmerzhaftes erinnern, über aktuell oder zukünftig Schmerzhaftes nachdenken oder gerade emotional schmerzhaft berührt werden. Bei emotionalem, biografischem oder sozialem Schmerz wird dasselbe Zentrum aktiviert wie bei körperlichem. Es ist neurologisch gewissermaßen immer nur der eine Schmerz in uns. Daher können wir, trotz anderer Wahrnehmung, oftmals nicht exakt differenzieren, ob unsere akuten Schmerzen aus altem oder gegenwärtigem Schmerz bestehen. Daher ergeben sich in diesem Kontext immer diese Fragen, ob es sich um rein körperliche oder rein psychische Ursachen handelt.

Henry. K. hat sich den rechten Arm leicht verstaucht und wundert sich über das hohe Ausmaß seines Schmerzerlebens. Auch der konsultierte Arzt kann sich das Schmerzausmaß anhand der geringen Verletzung nicht erklären. Er greift auf die gesamte kostenintensive Apparate-Diagnostik zu. Ohne Befund. Erst nach vielen Monaten der Ursachensuche bei vielen Behandlern wird Henry klar, dass er den Schmerz zwar im Arm wahrnimmt, dieser aber dort gar nicht entsteht.

Wie Henry erleben auch wir Schmerzen irgendwo im Körper und meinen, dass unser Gehirn diese eigentlich nur wahrnimmt. Tatsächlich aber geht der Schmerzimpuls von der Peripherie zum Gehirn, wird dort verschaltet und wieder zurückgeleitet an die Stelle, die wir dann als schmerzhaft wahrnehmen. Dieser komplexe, zentrale Verschaltungsprozess, der automatisch und von uns unbemerkt abläuft, ist alles andere als neutral beziehungsweise objektiv. Wir sind eben doch keine (Bio-)Maschinen.

Ein Schmerzreiz wird, wie jeder andere Reiz auch, bezüglich seiner Bekanntheit geprüft. Henry hat zum Beispiel viel Gewalt erfahren. Er besitzt diesbezüglich viele Erinnerungen. Deshalb konnte ein Schmerzreiz, der aufgrund einer geringfügigen Verletzung auftrat, plötzlich eine zusätzliche „Schmerztür“ in den Erinnerungen öffnen. Manchmal funktioniert das sogar ohne äußeren Schmerzauslöser. Ein Geruch oder Geräusch ruft die innere Schmerzerfahrung ab, diese aktiviert den Sympathikus (wir regen uns auf) und wird dann in den Körper geleitet, wo sie sich im „schwächsten Glied der Kette“ bemerkbar macht. Es gibt also Regionen, die deutliche Wirkungen hervorbringen, aber für den gesamten Ablauf sind sie nur Teile des Geschehens. Immer spielen unsere Erfahrungen, unsere Gedanken, unsere Persönlichkeit, unsere körperliche Verfassung und sogar der äußere Kontext eine große Rolle.

Großhirn und integrative Hirnstrukturen

Es ist wichtig, dass alle Gehirnareale ihren Anlagen entsprechend genutzt werden. Würden wir nur über das Reptiliengehirn funktionieren oder aber das emotionale Gehirn die Führung übernehmen lassen und zu wenig auf die Verstandestätigkeiten hören, hätten wir zwangsläufig mit vielen Schwierigkeiten zu kämpfen. Viele soziale Probleme finden vielleicht hier ihren Ursprung. Dies gilt natürlich auch, wenn wir dem Verstand Vorrang gäben, ohne unsere emotionalen Bezüge mit einzubinden.

Daher sind Hirnstrukturen sehr wichtig, die Integrationsleistungen vollbringen. Die sogenannte „Insula“ im Großhirn prüft unsere emotionale und physische Verfassung, während der Hippocampus im limbischen System unsere emotionalen Erinnerungen und Reaktionsmöglichkeiten einbezieht.

Die Insula ermöglicht auch die Introspektion. Sie ist allerdings wie alle höheren Funktionen sehr störanfällig, das heißt, dass sich hier schneller Ausfallerscheinungen zeigen, als bei Abläufen, die in tieferen Strukturen des Gehirn gesteuert werden, wie zum Beispiel die Atmung. Die Störanfälligkeit der Insula basiert auf einer hohen Stressreaktionsbereitschaft: Bei Dauerstress werden ihre Strukturen angegriffen und lösen sich auf. So können Menschen dann ihren Stresspegel oft gar nicht mehr innerlich wahrnehmen und einschätzen. Interessanterweise erholt sich die Insula wieder durch Ruheatmung, Achtsamkeitstechniken und Meditation. Und auch durch Wärme. Wenn Sie den Kopf schön warmhalten, sagt Ihnen Ihre Insula: „Jetzt geht's mir gut." Kleiner Tipp: Wenn Sie jemanden für sich gewinnen möchten, laden Sie ihn nicht auf ein Eis ein, sondern lieber auf einer heißen Kaffee oder Kakao.

Das Grundphänomen bleibt gleich: Strukturen, die wir fördern, wachsen, Strukturen, die wir vernachlässigen oder schädigen, bilden sich zurück. Wir werden noch auf den sehr bedeutsamen Aspekt der Stärkung und Schwächung von Hirnregionen schauen müssen, denn dort liegen sowohl Lernchancen als auch Risiken.

Veränderungen im Kopf

Etwas zu lernen bedeutet, dass sich im Kopf etwas nachhaltig strukturell verändert. Wenn wir unsere Selbststeuerung optimieren wollen, heißt das gleichzeitig für uns, etwas neu dazuzulernen und zu erkennen, an welchen Punkten wir ansetzen müssen. Veränderung im Kopf führt dazu, dass sich ganz konkret Nervenzellen neu ausrichten. In vielen Köpfen stecken vielleicht noch alte Redewendungen wie „Einem alten Hund bringt man keine neuen Kunststücke bei“, „Einen alten Baum verpflanzt man nicht“ oder „Was Hänschen nicht gelernt hat, lernt Hans nimmermehr“. Lange Zeit haben wir daran geglaubt, vielleicht auch deswegen, weil wir bei den älteren Mitmenschen Abbauprozesse beobachten. Wir sehen oft, dass sich alte Menschen nicht mehr für neue Dinge interessieren, in der Vergangenheit stecken bleiben, sich nicht mehr so konzentrieren können und über Gedächtnisprobleme klagen. Das scheint erst einmal zu bestätigen, dass im Alter unser Körper verfällt und mit ihm das Gehirn, und dass sich unser geistiges und psychisches Potenzial verringert. Aber sind diese degenerativen Prozesse wirklich unabwendbar?

Lernen bewirkt Nervenveränderungen

Als die Neurowissenschaftler vor gar nicht so langer Zeit erstmals mithilfe der Computertomographen in lebende Gehirne hineinschauen konnten, mussten viele Vorstellungen revidiert werden. Die entsprechenden Testungen konnten eindeutig belegen, dass sich Nervenzellen innerhalb von 2 bis 6 Wochen strukturell verändern, wenn sie regelmäßig angesprochen und dadurch stimuliert werden. Unsere Tätigkeiten regen also die dazugehörigen Gehirnareale an. Diese Anregung ist eine Gehirnaktivierung mit Folgen. So funktioniert Lernen.

Nervenzellen ähneln kleinen, mit Flüssigkeit gefüllten Säckchen mit enorm langen und ebenfalls mit Flüssigkeit gefüllten „Tentakeln“ (Abb. 13).

Mit Hilfe dieser ganz feinen „Tentakel“ nimmt eine Nervenzelle mit der Nachbarzelle Kontakt auf. Diese Zellen sind sehr zarte und zugleich flexible und hochgradig dynamische Gebilde, die vom umliegenden Nervengewebe gehalten werden. In ihnen laufen elektrische und chemische Impulse ab, die dazu führen, dass sich insbesondere die feinen „Tentakel“ sehr schnell auf jede

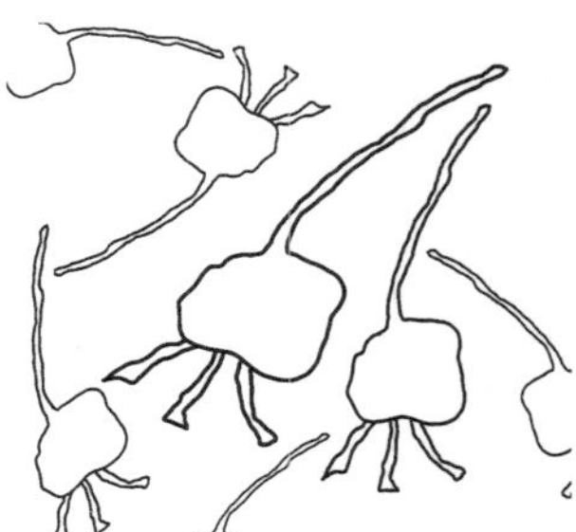

Abb. 13

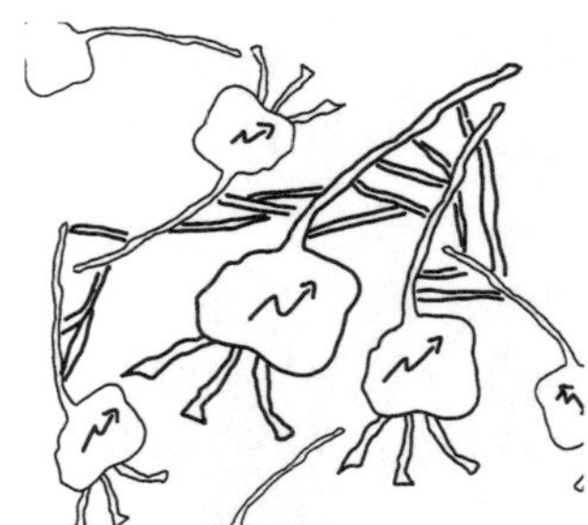

Abb. 14

neue Gegebenheit einstellen und sich entsprechend verändern: Sie wachsen oder bilden sich zurück, verändern also ihre plastische Form (Abb. 14): Dieser Vorgang wird Neuroplastizität (Neuro = die Nervenzelle, Plastik = die Form) genannt.

Sobald Nervenzellen regelmäßig aktiviert werden, vernetzen sie sich stärker. Angenommen, Sie drehen einen Kugelschreiber in Ihrer rechten Hand, dann beginnen die Nervenzellen in Ihrer linken Gehirnhälfte, die für die Motorik der rechten Hand zuständig sind, sich bei jeder Wiederholung stärker miteinander zu verbinden (Abb. 15). Der Prozess geht sofort los und wird von uns sogar schon nach wenigen Übungsstunden als Trainingseffekt spürbar.

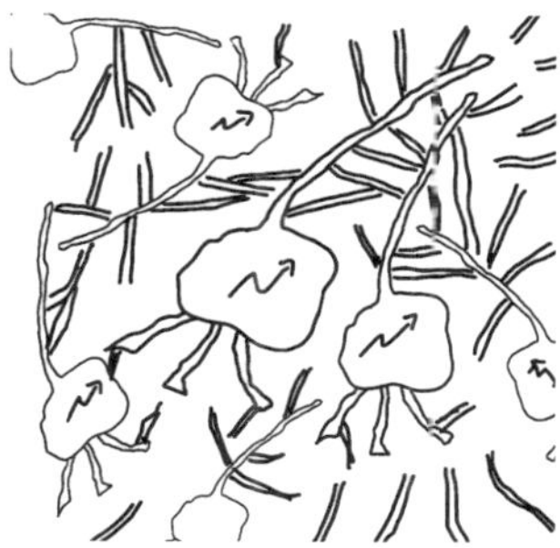

Abb. 15

Auf diese besonderen Vorgänge der Neuroplastizität wurden Wissenschaftler aufmerksam, als sie Jugendliche im Computertomographen testeten. Es wurde festgestellt, dass bei ihnen Hirnregionen deutlich stärker ausgeprägt waren, die für den rechten Daumen zuständig sind. Dieses Phänomen konnte erst durch die Beobachtung der Jugendlichten verstanden werden: Das häufige Benutzen der Handy-Tastatur führte zu einem Lerneffekt im rechten Daumen und stärkte die entsprechenden Nervenzellen im Kopf. Wenn wir also viele SMS verschicken, werden sich die Nervenzellen, die unsere genutzten Finger kontrollieren, stärker und schneller vernetzen. Professionelle Musiker verfügen über eine höhere Nervenzelldichte im motorischen Gehirn, das die Hände und Finger kontrolliert. Alles, was wir regelmäßig übend wiederholen, führt also zu einer strukturell nachhaltigen Veränderung in unserem Gehirn. Wir sollten also achtsam mit unseren täglichen Handlungen umgehen. Das, was wir tun, wird uns verändern.

So funktioniert Lernen. Durch Förderung und Wiederholung können wir uns etwas Neues aneignen, das Bestand hat. Unser Gehirn und die Nervenzellen lieben Neuigkeiten und Aktivitäten und unterstützen den Lernprozess. ABER: Auch alles Negative, das wir regelmäßig wiederholen (müssen), wird sich in uns festigen und unser Gehirn verändern. So sind unsere unheilsamen Angewohnheiten, Obsessionen oder gar Süchte erklärbar: Wiederholungen haben Strukturen in unserem Gehirn geschaffen, die sich festigen konnten.

WICHTIG: Das Lernen zu fördern bedeutet jedoch nicht, bereits kleine Kinder mit einem Überangebot an Aktivitäten zu überfordern. Ein nachhaltiger Lernvorgang kommt nur mit der Beteiligung des Neurotransmitters Dopamin zustande. Und der wird erst ausgeschüttet, wenn das Lernen auch Spaß macht.

Lernen verändert also unser Gehirn. Hier finden wir ein Beispiel dafür, wie sehr unser Geist auf unseren Körper einwirken kann. Das sollte aber nicht als Einbahnstraße verstanden werden, denn unserem Geist sind natürlich durch unseren Körper Grenzen gesetzt. So können wir mit 5 Jahren eine Fremdsprache leichter lernen als mit 50. Und wenn unsere Nervenzellen verletzt wurden oder sich pathologisch deformieren, dann sind unseren geistigen Einflussmöglichkeiten ebenfalls weitere Grenzen gesetzt. Aber ein gezieltes Geistestraining erzeugt immer hilfreiche Effekte. Immer ist es möglich Einfluss zu nehmen, wenn auch mal mehr, mal weniger.

Mensch zu sein bedeutet also, dass wir über ein enormes Potential verfügen, aber auch Grenzen unterliegen. Ein Beispiel kann uns Immanuel Kant liefern. Ein Mann, der in jungen Jahren über einen brillanten Verstand verfügte, litt als alter Mann unter Demenz. Er soll in völliger geistiger Umnachtung gestorben sein.

Aber lassen wir uns durch solche Schicksale nicht entmutigen: Selbst, wenn wir nicht alles kontrollieren können und auch Wachstum nicht unbegrenzt ist, müssen wir alle vorhandenen Möglichkeiten kennenlernen und ausschöpfen. Kommen wir also noch einmal auf den alten Hund zurück, der anscheinend keine neuen Kunststücke mehr lernen kann. Was ist an diesem Ausspruch wahr: Den entscheidenden Hinweis liefert die psychische Orientierung: Es fehlen Impulse. Wenn Menschen beispielsweise nur noch im selben Laden einkaufen, immer das Gleiche essen, nicht mehr verreisen und nur noch mit den gleichen Menschen über die gleichen alten Geschichten sprechen, sie also nichts Neues mehr erleben, dann gehen im Kopf die „Lichter" aus. Diesen Vorgang können wir „Pseudo-Demenz" nennen. Es wird immer eindimensionaler. Sobald unser Gehirn mit seinen Nervenzellen nicht mehr gefordert wird, stellt es seine Arbeit ein, wird immer schlapper und bildet sich zurück. Es entstehen Löcher. Die Betroffenen werden depressiver, langsamer, vergesslicher. Wenn wir nicht mehr interessiert sind, dann wird es in unserem Kopf dunkel.

Wilhelm E. ist 76 Jahre alt. Seine Kinder bringen ihn in die Beratung, weil sie bei ihrem Vater eine beginnende Alzheimererkrankung befürchten. Wilhelm schildert auf Nachfrage, dass er nach dem Tod seiner Frau sehr oft allein sei. Freunde habe er keine, die seien entweder verstorben oder aber nicht mehr interessant für ihn, denn die alten Leute würden immer nur über Krankheiten sprechen. Nachdem Wilhelm mehr von sich erzählt, entsteht das Bild eines sowohl vereinsamten, als auch eines desinteressierten Menschen. Es gibt in seinem Leben nichts Neues mehr. Wilhelm mag auch nicht in den Urlaub fahren. Essen, Schlafen und Fernsehen könne er auch zu Hause.

Nachdem ein paar neurologische Tests die vermutete Demenz ausschließen konnten, blieb die logische Erklärung, dass sich Wilhelms Gehirn den Lebensumständen seines Besitzers anpasste. Wilhelms Gehirn wird kaum noch gebraucht. Der Alltag funktioniert auf der Basis von eingefahrenen Automatismen, über die Wilhelm nicht mehr nachdenken muss. Wie kann also ein Mensch aktiviert werden, der keine Motivation mehr empfindet?

„Sympathische“ Reaktionen

Mit dem Wissen um unsere Wandelbarkeit kehren wir noch einmal zu unserem vegetativen Nervensystem, kurz VNS, zurück. Das VNS ist gewissermaßen unser inneres Energiezentrum. Hier werden Aktivität und Ruhe, Anspannung und Entspannung verschaltet. Zum VNS gehören zwei sehr wesentliche Areale: einer wird Sympathikus (zuständig u. a. für Kampf, Flucht und Anspannung), der andere Parasympathikus (zuständig u. a. für Ruhe und Entspannung) genannt.

Stress und Ruhe

Wir alle möchten aktiv sein, aber auch wieder zur Ruhe kommen. Leider sind viele von uns dafür von äußeren Bedingungen abhängig. Die Steuerung des vegetativen Nervensystems (VNS) als innere Energiezentrale könnte also recht interessant sein. Abb. 16 zeigt skizzenhaft das VNS mit den beiden wesentlichen Strukturen Sympathikus und Parasympathikus.

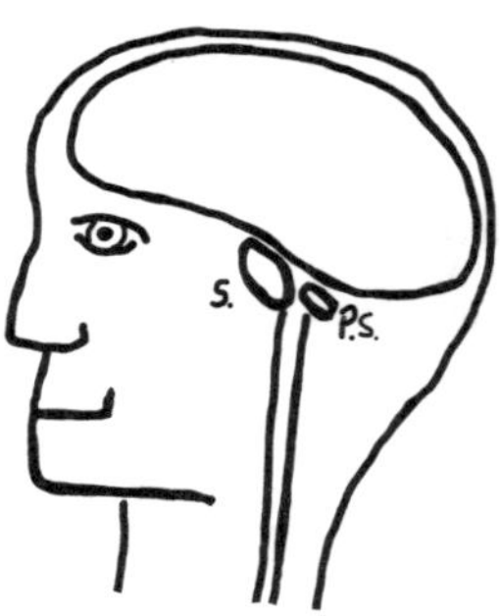

Abb. 16

Zwischen dem Ende der Wirbelsäule und dem Großhirn liegt das VNS. Die beiden genannten Areale können unterschiedlich begrifflich benannt werden: S. steht für Stresszentrum oder Sympathikus und P.S. für Peace-Zentrum oder Parasympathikus. Wobei S. ein wenig größer eingezeichnet ist als P.S., weil viele von uns vermutlich mehr Stress als Ruhe in ihrem Leben haben und sich die gemäß dem neuroplastischen

Prinzip beanspruchten Hirnareale stärker ausbilden als weniger aktive Bereiche. Wenn wir zur Welt kommen, sind diese beiden Bereiche wahrscheinlich ungefähr gleich groß.

Mit so einem „normalen“ Ungleichgewicht werden wir die Welt ganz anders wahrnehmen. Wir werden immer eher gestresster reagieren. Es wird uns schwer fallen, zur Ruhe zu kommen. Zudem wird unser Immunsystem chronisch schwächer werden.

Ärger und Freude

In einem Versuch wurden Studenten, die in einem Computertomographen lagen, gebeten, sich an die letzte Situation zu erinnern, in der sie sich sehr geärgert hatten. Den meisten fiel das leicht, und sie konnten sich sehr gut in die Situation und die Emotion hineinfühlen. Der Ärger war präsent, die Emotion konnte lange aufrechterhalten werden. Nach etwa 20 Minuten brachen die Wissenschaftler den Versuch ab und führten die Studenten aus dem Ärger heraus. Am nächsten Tag wurde der Test fortgesetzt, dieses Mal aber mit der Aufforderung, sich an eine Situation zu erinnern, in der sie sich sehr gefreut hatten. Hier gelang es ihnen nicht, das Gefühl von Freude länger als 1 bis 2 Minuten intensiv zu halten.

Wahrscheinlich ist in uns allen wohl eher die Anlage ausgeprägt, uns intensiv unter Druck zu setzen und in uns Stress zu erzeugen, uns ausgiebig zu ärgern, als aus uns selbst heraus Freude zu erzeugen und in einem freudigen Gefühl zu verweilen und zu entspannen. Erinnern Sie sich: Das, was wir wiederholen, festigt sich.

Schmerz und Bewertung

Wenn wir unter Schmerzen leiden, wenn zum Beispiel die Schultern weh tun, der Rücken, die Beine, der Magen, die Muskeln oder Gelenke schmerzen, werden diese spannungsreichen Empfindungen unsere Nerven in der entsprechenden Körperregion und in der entsprechenden Hirnregion aktivieren. Schmerz ist zwar ein systemisch-komplexer Vorgang, lassen Sie uns dennoch eine typische Sequenz aus dieser Ereigniskette betrachten: Ein Schmerzreiz aus einer Körperregion wird gezielt zum Spinalkanal in der Wirbelsäule weitergeleitet und dort auf der Nervenautobahn in Richtung Gehirn geschickt. An welcher Stelle kommt das Schmerzsignal wohl zuerst an? Im vegetativen Nervensystem unter Aktivierung des Sympathikus. Schmerz bedeutet Stress für unser System und führt zu erhöhtem Blutdruck, erhöhten Blutwerten, erhöhten Stresshormonwerten, erhöhten Muskelspannungen, schlechterer Verdauung und auch einer Schwächung des Immunsystems.

An dieser Stelle sei nochmals erwähnt, dass auch erinnerte und psychische Schmerzen vollkommen identische Vorgänge in uns auszulösen vermögen. Wir sehen also, wie eng hier Körper und Psyche miteinander verbunden sind und wechselwirken. Schmerz ist in der Lage, psychischen und körperlichen Stress in uns hervorzurufen. Wenn bei Schulterschmerzen der Impuls zum Beispiel von der Schulter im Sympathikus gelandet ist, spüren wir Unruhe und auch körperliche Symptome wie Magenprobleme oder erhöhten Blutdruck. Dann wird der Schmerzimpuls in unser Großhirn weitergeleitet, wir realisieren unsere schmerzende Schulter. Natürlich geschieht das enorm schnell, innerhalb weniger als einer Sekunde. Haben wir den Schmerz erst einmal wahrgenommen, wird der elektrische Impuls in die vorderen Bereiche unseres Gehirns weitergeleitet, wo Bewertungen stattfinden. Die ersten Symptome entstehen also auf vegetativer Ebene und werden von uns oft nicht sofort bemerkt. Erst wenn der Impuls im Großhirn angekommen ist, reagiert unser Verstand. Sind wir nun sehr abgelenkt, befinden uns vielleicht in einer schwierigen Stresssituation, kann es sein, dass wir die Symptome, zum Teil auch gefährliche Symptome, erst spät und manchmal sogar zu spät bemerken.

Wir fragen uns dann: „Was ist da jetzt los? Warum passiert mir das? Wie ist das einzuschätzen?“ Sehen wir ein Problem, entsteht zusätzlicher Stress. „Ich habe Schmerzen, aber ich muss heute noch dringende Arbeiten erledigen. Ich darf nicht fehlen. Schaffe ich das, oder schaffe ich das nicht? Sollte ich mich krank melden oder nicht? Wenn ja, muss ich meinen Chef anrufen, der sowieso nicht gut auf mich zu sprechen ist. Anderen Kollegen wurde bereits gekündigt.“ Der Verstand macht aus der zunächst neutralen Tatsache, dass ich Schmerzen habe, ein weitreichendes Problem. Unsere Bewertung führt dazu, dass der Sympathikus in einer Rückkopplung weiter aktiviert bleibt, was zu noch mehr Stress und Aufregung führt. Zusätzlich treffen weitere Schmerzimpulse auf ein Nervensystem, das massiv unter Strom steht. Es entwickelt sich ein Teufelskreis, und die Schmerzempfindungen verstärken sich.

Nehme ich den Schmerz jedoch wahr und erlebe ihn nicht als Bedrohung, da ich gelernt habe, mich auch in schwierigen Situationen gedanklich und körperlich zu beruhigen, trägt diese Art des Umgangs zu meiner Entspannung bei. In diesem Fall geht der Impuls direkt zum Parasympathikus, der in uns Ruhe erzeugt. Alle weiteren Schmerzimpulse finden nun ein deutlich ruhigeres Nervensystem vor, das sogar körpereigenes Morphium (Endorphine) zur Schmerzlinderung erzeugt.

Unsere Umgangsweisen und insbesondere die Bewertungen spielen also bei der Krankheitsverarbeitung eine große Rolle. Könnte das bedeuten, dass alles gut wird, wenn wir es nur entsprechend positiv bewerten? Sie ahnen es schon: So einfach ist es nun auch wieder nicht.

Schmerz, Erinnerungen und Erfahrungen

Der Sympathikus wird nicht nur durch körperliche Signale wie in Form von Schmerzen, aktiviert, sondern auch durch Erinnerungen, Gedanken und durch aktuelle äußerliche Eindrücke, die einmal Erlebtes wieder hervorholen. Diese Faktoren können einzeln oder auch in Kombination auftreten.

Als ich Sie vorhin nach der Einrichtung Ihres Wohnzimmers fragte, gingen durch die Aktivierung von Erinnerungsbildern elektrische Impulse in Ihren Hinterkopf, die vermutlich keinen Stress ausgelöst haben. Eine andere Frage wäre zum Beispiel: Wie verlief denn Ihr letztes Weihnachtsfest? Bei einigen von Ihnen melden jetzt die Erinnerungsnervenzellen Positives: „Das war eine schöne Zeit, ich habe die freien Tage genossen, es gab leckeres Essen, das Zusammensein mit der Familie war harmonisch." Es werden in diesem Fall wohl nicht so viele elektrische Impulse messbar sein.

Aber sicherlich sind auch andere Erfahrungen möglich, sodass sich Erinnerungsnervenzellen melden: „Daran möchte ich mich gar nicht erinnern. Es war der reinste Horror: Der Tannenbaum ist umgestürzt, die Schwiegermutter kam zu Besuch, dass Essen ist angebrannt, wir haben uns nur gestritten." Hier entsteht im Kopf wahrscheinlich ein kleines Stress-Feuerwerk, der Sympathikus wird stark aktiviert, indem Sie die belastenden Ereignisse in der Erinnerung noch einmal durchleben. Je nach Erinnerungsqualität werden im Nervensystem unterschiedlich starke Spannungen an unterschiedlichen Orten erzeugt. Das beeinflusst unsere Lebensqualität entscheidend.

Ein Therapeut fragt gern: Was ist Ihr größtes Problem? Worüber machen Sie sich Sorgen? Was ist besonders schwierig in Ihrem Leben? Was besonders schmerzlich? Jetzt werden wahrscheinlich in den Köpfen vieler Menschen „die Lichter angehen", dort, wo die berühmten „Leichen im Keller" versteckt liegen und wohin man nicht so gern schaut. Diese Bereiche haben eine intensive Verbindung zum Sympathikus. Wie wir bereits wissen, wird das Immunsystem bei Stress geschwächt. Problematische Erinnerungen führen also zu einem schlechteren Immunsystem und damit zu einer höheren Krankheitsanfälligkeit und zu einer geringeren Heilungschance. Wenn also die Vergangenheit problematisch war, funktioniert vielleicht auch in der Gegenwart unser Immunsystem nicht gut. Und das ist für jede denkbare Erkrankung ein sehr großes Problem.

Vielleicht denken Sie jetzt an „Vogel-Strauß-Strategien“: Nur nicht daran rühren oder gar darüber sprechen. Natürlich können Sie sich ablenken, aber dadurch werden die neurologischen Verbindungen zwischen diesen Erinnerungsarealen und dem Stresszentrum im VNS nicht aufgelöst. Selbst in der Freizeit werden Sie von einer unterschwelligen Unruhe geplagt. Sie funktionieren im Alltag, werden aber andauernd krank.

Jede unverarbeitete Erfahrung kostet ihren Organismus enorm viel Energie. Es ist so, als müsse ständig Energie aufgewendet werden, um eine innere Staudammmauer stabil zu halten. Sich zusammenzureißen verbraucht Ihre letzten Reserven. Das ist pure Energieverschwendung. Wäre es nicht hilfreicher, die „Dämonen“ ans Licht zu bringen, damit sie sich auflösen können? Ihren inneren Raum zu klären und damit eine entspanntere Persönlichkeit zu entwickeln?

Wo sitzt eigentlich unsere Persönlichkeit?

Es fehlen noch ein paar wichtige Details für den Gehirn-Überblick. Wir haben nun eine ungefähre Vorstellung davon, dass es bestimmte Stellen in unserem komplexen Gehirn gibt, wo Bilder abgespeichert, vegetative Abläufe reguliert und Muskelgruppen kontrolliert werden und wo das planerische Denken unseres Verstandes stattfindet. Diese Vorgänge können wir recht eindeutig zuordnen.

Wenn Sie nun aber „Persönliches" gefragt werden: „Und wer bist du? Was machst du so?" Fragen also, die Ihr Ego, Ihr Ich-Gefühl, betreffen. Welche Prozesse werden dann im Gehirn abgerufen? Sie meinen zu wissen, wer Sie gestern waren, wer Sie heute sind und wer Sie wohl auch morgen sein werden. Forscher haben lange nach einem bestimmten Ort in unserem Gehirn gesucht, in dem unsere Persönlichkeit angesiedelt ist. Interessanterweise musste attestiert werden, dass es kein Persönlichkeitszentrum in uns gibt.

Die Bereiche, die für unser Selbstbild, unsere Vorstellungen von uns selbst, unser planerisches Denken verantwortlich zeichnen, sind über weite Teile des Gehirns verteilt. Allerdings gibt es eine Konzentration von bedeutsamen Persönlichkeitsanteilen in den vorderen Bereichen des Gehirns, ungefähr hinter unserer Stirn. Es ist fast so, als gäbe es dort enorm viele kleine Nervenklumpen für die jeweils verschiedenen Facetten unserer Persönlichkeit (Abb. 17). Das bedeutet, dass es nicht nur eine einzige Persönlichkeits in uns gibt, sondern unüberschaubar viele.

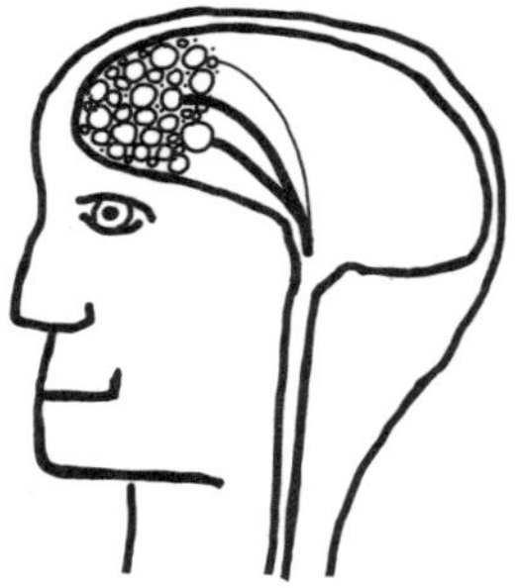

Abb. 17

Lassen Sie es mich an einem Beispiel verdeutlichen: Sie sitzen mit einem kleinen Kind im Restaurant, es ist ein schöner Tag, Sie haben eine wohlwollende und entspannte Persönlichkeitsblase aktiviert. Diese Persönlichkeitsblase produziert Gedanken und Impulse, die zur Situation passen. Wenn nun das Kind aus Versehen Ihr Rotweinglas umwirft und der Wein über Ihre Kleidung spritzt, wird Ihre aktivierte Persönlichkeitsblase wahrscheinlich Sätze formulieren wie „nicht so schlimm, das kann jedem passieren, das geht doch wieder raus". Ihr liebevolles Erwachsenen-Ego lässt sich nicht aus der Ruhe bringen.

Nun sehen wir uns eine ähnliche Situation an: Sie sitzen allein im Restaurant, fühlen sich unwohl oder haben sich gerade über Ihren Chef geärgert. Ein angetrunkener Gast rempelt Sie an, wirft das Glas um, der Wein fließt über Ihre Hose. Jetzt wird eine völlig andere Persönlichkeitsblase aktiviert, die entsprechende Gedanken und Empfindungen erzeugt: vielleicht der innere Kampfhund. Sie werden laut, machen eine Szene, provozieren eine Auseinandersetzung mit dem Gast und dem Personal. Gleichzeitig läuft der Sympathikus zu Höchstform auf und bereitet sich auf einen Kampf vor. Wird jedoch der innere Angsthase aktiviert, ziehen Sie den Kopf ein, entschuldigen sich vielleicht sogar selbst für das Missgeschick und laufen auf die Toilette. Der Sympathikus bereitet die Flucht vor.

Ohne entsprechendes Geistestraining, ohne das Wissen über die verschiedenen Persönlichkeitsanteile und die Erfahrung, dass wir deren Aktivierung beeinflussen können, werden wir in problematischer Weise von außen und durch eigene unbewusste Impulse gesteuert. Das bedeutet, dass wir uns oft nur wie Marionetten verhalten, uns aber als den sehen, der die Fäden in der Hand hält. Jeder aktivierte Persönlichkeitsanteil lässt uns glauben, dass es genauso und nicht anders sein sollte. Wir sind im Recht.

Ein Kollege macht einen dummen Spruch, aktiviert unseren inneren Kampfhund. Dieser ist natürlich ganz intensiv mit dem

Sympathikus verbunden, sodass unsere Stresswerte – also Blutdruck, Blutwerte, Stresshormone, Muskelanspannungen etc. – steigen. Wir sehen dies als „normale Reaktion“ an. Diese Abläufe sind auf Dauer aber enorm gesundheitsschädigend, sie kosten uns echte Lebenszeit und mindern erheblich unsere Lebensqualität.

Wir sind „multiple Persönlichkeiten“

Wir alle verfügen in unserem Kopf über enorm viele unterschiedlichste Persönlichkeitsanteile oder Persönlichkeitsblasen: Wenn der „innere Antreiber“ aktiviert wurde, fühlen wir uns verpflichtet und setzen uns selbst stark unter Druck, fleißig zu sein und Verantwortung zu übernehmen. Ist der „innere Schweinehund“ online, fühlen wir uns träge und bleiben lieber auf der Couch liegen, anstatt zum Sportkurs zu gehen: „Ach, heute bleibe ich liegen. Keine Lust. Egal.“ Ist das „innere Kind“ aktiv, müssen wir sofort das vielversprechende neue „Spielzeug“ haben, das wir in der Werbung sehen. Der „innere Angsthase“ erzeugt Gedanken von Hilflosigkeit und Überforderung und sieht sich schnell als Opfer. Daneben existiert noch ein Sammelsurium weiterer Persönlichkeitsanteile in uns, die wir den „inneren Berater“, den „inneren Helden“, die „innere Prinzessin“, die „innere Zicke“, den „inneren Trickser“ usw. nennen können.

Hier gelten die gleichen Prinzipien wie für alle anderen Nervenbereiche auch: Die Bereiche, die wir am häufigsten nutzen und stimulieren, bilden sich am intensivsten aus. Wenn Sie sich in einer Lebenssituation befinden, in der Sie sehr viel und sehr oft Angst haben (müssen), bildet sich der Persönlichkeitsanteil des „inneren Angsthasen“ sehr stark aus. Wenn Sie sich in einer anderen Situation befinden, in der Sie sich sehr häufig ärgern (müssen), ist es der „innere Kampfhund“, der ordentlich gefüttert wird.

Der Persönlichkeitsanteil,
der am häufigsten aktiviert wird,
bildet die stärksten Nervenverbindungen aus.

Hinzu kommt, dass im Falle von Stressauslösern der Sympathikus und die Verbindungen zwischen Persönlichkeitsanteil und Sympathikus ebenfalls gestärkt werden. Stabilere Nervenverbindungen bilden sich also nicht allein in der speziell angesprochenen Hirnregion aus, sondern auch zwischen verschiedenen Hirnregionen im Zuge der Vernetzungen und Wechselwirkungen. Dass die Nervenautobahn gut ausgebaut wurde, merken wir daran, dass wir immer schneller auch auf leichtere Reize in der gleichen Form reagieren. Wir sind angespannt, das Telefon klingelt, ein Hund bellt draußen, Kinder spielen vor unserer Tür, und wir erleben eine Stressreaktion mit sofortigem Ärger und entsprechend ärgerlichen Gedanken, die sich in ihrer Intensität steigern. Selbst ein bisher als neutral empfundener Reiz kann den problematischen Persönlichkeitsanteil aktivieren. Schon bald wird uns alles aufregen, alles ist nervig, wir spüren immer und überall unserer Reizbarkeit, selbst beim kleinsten Anlass.

Problematische Anteile werden also gestärkt und hilfreichere Areale geschwächt. Die geistigen Ressourcen, die für Frustrationstoleranz, Affektkontrolle und ganz allgemein für die Selbststeuerung zuständig sind, nehmen durch Stress bzw. Dauerstress ab. Es ist ein wenig so, also würden wir in unserem Garten nur die Disteln wässern und düngen und den Rosen gar nichts mehr zukommen lassen. So verdorren bestimmte Areale in uns.

Ein „Bermudadreieck“ im Kopf

Die Altlasten, die wir als spannungsreiche Erinnerungsbilder im Hinterkopf mit uns herumtragen, werden wir auch als Überaktivität des Sympathikus, zum Beispiel als innere Unruhe, zu spüren bekommen. Wenn wir merken, dass wir sehr häufig durch unsere Erfahrungen blockiert werden und problematische Erinnerungen in unser Bewusstsein treten, erkennen wir die psychosomatischen Zusammenhänge im Wechselspiel zwischen psychischen und körperlichen Abläufen.

Ralf. S. leidet unter spontanen Panikattacken, die so heftig sind, dass er sich dabei erbrechen muss. Ralf schildert, dass er das nicht verstehe, weil sie oft in Ruhephasen aufträten und daher gar nichts mit Stress zu tun hätten. Ralf soll einmal so eine Ruhephase schildern, in der das Problem zum ersten Mal aufgetreten sei. Er erzählt: „Am Wochenende vor etwa vier Monaten saß ich abends auf dem Sofa und langweilte mich. Im Fernsehen kam nichts. Dann roch ich einen süßlichen Duft aus der Küche, meine Tochter hatte einen Kuchen gebacken.“ Als nächstes habe sich sein Herzschlag beschleunigt, er sei erstaunt gewesen, weil alles doch so friedlich gewesen sei, ohne jegliche Aufregung. Aber sein Herz habe immer heftiger gepocht. Dann sei die Angst gekommen: „Was passiert mit mir? Ich verliere die Kontrolle.“

Die weitere Bearbeitung bringt ans Licht, dass Ralf an dem Tag mit einem Anflug von Grippe zu kämpfen hatte. Bei weiterem Nachspüren fällt ihm ein, der Geruch des Kuchens habe ihn an die Wohnung seiner Großmutter erinnert. Als diese Erinnerung hervortritt und mit ihr die verdrängten Erfahrungen, öffnet sich eine Tür für Ralf.

Erinnerungen sind mit dem vegetativen Nervensystem verbunden. Auch wenn uns das oft nicht bewusst ist. Wenn so eine „Spur“ aktiviert wird, meldet sich ein dazu passender Persönlichkeitsanteil. Durch den Kuchenduft erinnert, fühlte sich Ralf wieder wie das kleine hilflose Kind von damals: „Ich habe Angst“.

Aufgrund dieser Dynamik lassen sich psychotherapeutische Maßnahmen recht gut verstehen. Alte Erinnerungen verfügen über ein elektrisches Muster in unserem Gehirn, das sich auch nach langen Jahren nachweisen lässt und unseren Geist und unseren Körper überlasten kann. Wir können natürlich weiterhin versuchen, diese Erinnerungen zu ignorieren, so dass sie im Untergrund vor sich hin „schwelen“, wir können uns ablenken, doch die Verbindung zwischen den Erinnerungsbildern im Hinterkopf und dem Stresszentrum (Sympathikus) bleibt weiterhin aktiv. Ob wir im Kino sitzen oder uns mit Freunden unterhalten, diese latente Unruhe lässt sich nicht abschütteln.

Es kommt noch ein weiteres Szenario hinzu: Wenn uns eine Situation begegnet, die uns unter Spannung setzt, rufen wir ähnliche Erfahrungen ab, fragen uns, wie wir das Erlebte einzuschätzen haben und ob es entsprechende Vergleichsmöglichkeiten gibt. Dies geschieht automatisch und bringt alles hervor, was unser Speicher dazu anzubieten hat. Wir wissen ja nun, dass dieser (Erinnerungs-)Vorgang alles andere als objektiv ist. Es ist so, als liefen wir sehr hungrig durch eine Stadt und nähmen nur noch Essensgerüche wahr. Dabei blenden wir alles andere aus, wir sehen nicht, dass die Sonne scheint, dass Menschen uns freundlich zulächeln, dass es viel Schönes zu bestaunen gibt. Wenn wir emotional angespannt sind, suchen wir in unseren Erinnerungen auf sehr selektive Weise nach ähnlich problematischen Erfahrungen. Dann

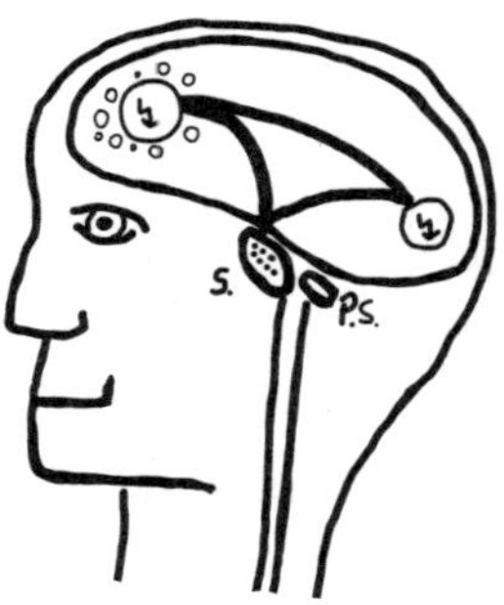

Abb. 18

kommen sofort Gedanken auf wie: „Ja, das kenne ich schon, das ist mir schon mal passiert, so eine Frechheit, das lasse ich mir nicht mehr gefallen, dem werde ich es jetzt zeigen." Oder aber: „Das hat doch alles keinen Sinn. Damit habe ich noch nie Erfolg gehabt. Ich bin immer die/der Dumme. Ich lasse mich immer ausnutzen. Die Anderen sehen mich nicht." Abb. 18 zeigt so einen Kreislauf, wir nennen es hier einmal unser inneres „Bermudadreieck".

Wir sehen hier Verbindungen vom Sympathikus (S.) zu den Erinnerungen im Hinterkopf, von den Erinnerungen zum betroffenen Persönlichkeitsanteil im vorderen Hirnareal und von dort wiederum zum Sympathikus. Bei einigen von uns ist es vielleicht das innere Bermudadreieck der Angst, bei anderen das der Trauer und Depression oder das innere Bermudadreieck der Wut. Bei jeder weiteren Wiederholung wird dieser Kreislauf gefestigt, so als würden wir immer den gleichen Weg abschreiten; zunächst schlendern wir über einen schmalen Grasweg dahin, sind wir ihn oft genug abmarschiert, wird er bereits zu einem kleinen Sträßchen. Nach und nach, mit jeder Wiederholung entstehen schließlich eine Schnellstraße und eine Autobahn. Am Ende, kurz vor dem Kollaps, haben wir es bereits mit einer achtspurigen Autobahn zu tun und finden keinen Ausweg mehr.

Sobald etwas passiert, reagiert unser Verstand, indem er eine bildhafte Erinnerungsspur anlegt und die jeweils neue Erfahrung damit abgleicht. Wenn nun die neue Erfahrung auch in Form von Bildfragmenten im Hinterkopf abgespeichert wird, entstehen ebenfalls Verknüpfungen mit alten, ähnlichen Bildern (Abb. 19).

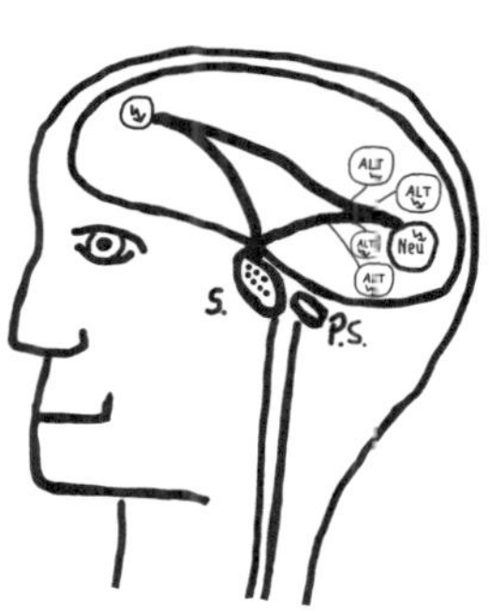

Abb. 19

Aufgrund dieser Dynamik wird eine neue Erfahrung niemals objektiv/neutral integriert. Sie wird vielmehr verknüpft und erhält in der Regel zusätzliche Energie von den alten Erfahrungen. So wird natürlich auch das vegetative Nervensystem entsprechend stärker angeregt und mit ihm das gesamte innere Nervensystem. Das innere Bermudadreieck füttert sich so gewissermaßen selbst.

Wenn wir in der Vergangenheit oft geschlagen wurden oder eine andere Form von Gewalt erfuhren, wird jede Tätlichkeit und auch jede Bedrohung vollkommen anders wahrgenommen und eingeordnet, als wenn dies nicht der Fall war. Hatten wir schwierige Erlebnisse, die sehr stark mit speziellen Gerüchen verbunden waren, wird die Geruchswahrnehmung beeinträchtigt. Wenn neue Geruchserfahrungen an alte Erinnerungen anknüpfbar sind, können ganze Kaskaden von Empfindungen losgetreten werden. Hier verstecken sich die „sensiblen oder wunden Punkte“, die auf jeden Knopfdruck anspringen.

Wenn wir aber diese Bereiche bearbeiten und Strategien für neue Alternativen entwickeln, werden sich diese alten Strukturen nach und nach energetisch abbauen. Wir können sie nicht gänzlich löschen, aber ihre Ladung abschwächen.

Leben auf Autopilot oder bewusst leben?

Psychosomatik verstehen zu lernen kann auch eine große Chance bedeuten, Automatismen aufzulösen und wieder neu leben zu lernen: neue Nervenbahnen anzulegen, Schmerzbahnen zu unterbrechen oder abzupuffern, Erinnerungsspuren zu verändern. Viele Wiederholungen haben zu relativ festen Denkgewohnheiten geführt. Abb. 20 zeigt uns solche Denkverkettungen, die in uns zu immer gleichen Reaktionen führen.

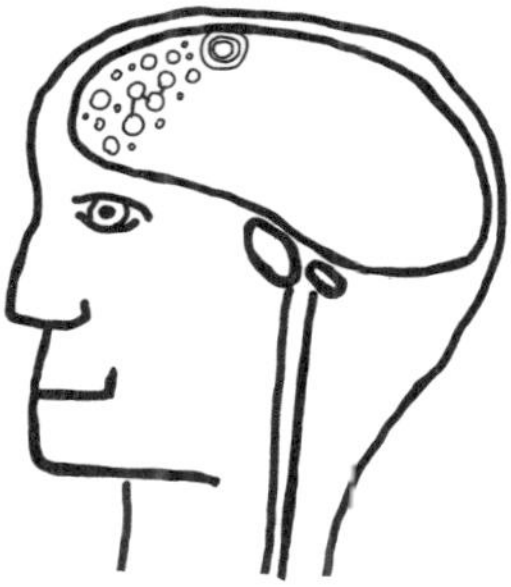

Abb. 20

Wenn es uns gelingt, nach und nach immer öfter einen hilfreichen Persönlichkeitsanteil zu aktivieren, zum Beispiel unseren „inneren Weisen" oder eine „innere Ratgeberin", können neue Spuren gelegt werden, die dann wachsen. Auch das sehen wir in Abb. 20. Gedanken wie: „beruhige Dich, tief durchatmen, morgen ist auch noch ein Tag, wir werden das Problem schon lösen", bringen über den Geist etwas Ruhe in den Körper. Dies wird verstärkt, wenn parallel dazu durch gezielte Atemübungen der Parasympathikus aktiviert und so der gesamte Organismus zu Ruhe geführt werden kann.

Die eingefahrenen Gleise sind erst einmal schwer zu verlassen. Sie haben Vorfahrt. Wir rasen auf unseren gewohnten Nervenautobahnen dahin und sehen die Ausfahrten und Nebenstrecken nur ganz verschwommen oder gar nicht. Wie gern würden wir abbiegen, uns eine Auszeit nehmen und uns Muße gönnen. Aber der Drehzahlmesser liegt konstant im roten Bereich und die Tachonadel schlägt weit aus. Wir können den Fuß nicht vom Gaspedal nehmen, da wir oft gar nicht wissen, wie das genau funktioniert.

Die festen Bahnen, auf denen wir dahinrasen, schränken unsere Freiheit enorm ein: Wir folgen nur noch einem Muster und verbringen unser Leben auf der Überholspur. Das Leben rast an uns vorbei. Wir sind gefangen und halten uns für frei.

Eine neue Erinnerungsspur beginnt zunächst als schmaler Trampelpfad, der sich gegen die eingefahrenen Nervenautobahnen kaum durchsetzen kann. Diese werden vom Verstand erzeugt, sobald wir etwas stetig wiederholen. Das hat in erster Linie den praktischen Nutzen, dass Vorgänge automatisiert werden und schneller ablaufen. Die Entwicklung von Automatismen dient also ursprünglich der Entlastung. Automatismen meinen Verhaltensabläufe, die wir nicht mehr bewusst kontrollieren müssen. Sie wissen, wie Sie ein Auto starten und bewegen, oder eine Gabel zum Mund bringen, Sie müssen nicht mehr jeden Handgriff bewusst ausführen. Wenn Sie sich unterhalten, dann sprudeln die Worte aus Ihnen heraus, Sie legen sich normalerweise nicht jedes einzelne Wort zurecht, bevor Sie es aussprechen. Wir erlernen recht mühevoll den aufrechten Gang, die Koordination unserer Extremitäten, die Muttersprache und vieles mehr, bis es selbstverständlich wird. Dinge, die wir einmal auf eine bestimmte Weise gelernt oder uns angeeignet haben, spulen wir dann im Bedarfsfall nur noch ab: wie wir morgens aufstehen, frühstücken, zur Arbeit fahren, den Feierabend einläuten, mit anderen kommunizieren etc.

Einige Automatismen erleichtern unser Leben, andere rauben uns Zeit und Lebensqualität. Die Zeit rast dahin, wir sehen keine Alternativen mehr. Wenn wir die von uns genutzten Automatismen zusammenrechnen und dann noch einbeziehen, dass wir ein Drittel unseres Lebens mit etwa 8 Stunden pro Nacht verschlafen, können wir ungefähr einschätzen, dass ein 50-jähriger Mensch vielleicht nur einen sehr geringen Teil seiner Zeit wirklich, das heißt bewusst, gelebt hat.

Innerhalb unserer Automatismen reagieren wir auf die gleiche Weise, empfinden auf die gleiche Weise, ziehen die gleichen Probleme an. Und wundern uns, dass Körper und Psyche protestieren, dass sich psychosomatische Beschwerden einstellen.

Unser Verstand: vom Diener zum Herrn

Unser Verstand arbeitet ähnlich intensiv wie unser Herz: Das Herz pumpt unermüdlich. Es ist wirklich beeindruckend, wenn wir Bilder eines pulsierenden Herzens sehen. Es schlägt und schlägt und schlägt. Wir sehen da einen Muskel, der ohne Unterlass arbeitet. Schließen Sie einmal eine Hand zur Faust und öffnen sie wieder, 80 Jahre lang, 24 Stunden am Tag. Eine solch grandiose Leistung vollbringt unser Herz. Und wie danken wir ihm dafür?

Auch der Verstand ist unermüdlich am Werk. Ständig ruhelos, immer aktiv. Er liebt das Spekulieren, das Grübeln, das Denken, er stürzt sich auf jedes Problem. Selbst in der Nacht arbeitet er, wenn wir schlafen, ohne dass wir es bewusst mitbekommen.

Wie unser Herz sollte der Verstand in erster Linie ein „Organ" sein, das uns dabei hilft, gesund zu bleiben und unser Leben gut zu bewältigen. Aber er ist immer dominanter geworden, hat sich im Lauf der Zeit vom Diener zum Herrn aufgeschwungen. Er befiehlt, was zu tun ist. Sie fühlen vielleicht – Ihr Körper signalisiert es Ihnen –, dass Sie jetzt dringend eine Pause bräuchten, eine Tasse Tee trinken möchten, doch Ihr Verstand sagt: „Pause? Jetzt? Auf keinen Fall! Du musst Dich ranhalten, erst die Arbeit, dann das Vergnügen."

Setzen Sie sich einfach mal irgendwo hin und befehlen Ihrem Verstand, für 30 Sekunden Ruhe zu geben ... War es bei Ihnen nun 30 Sekunden lang still? Wohl kaum. Welche Gedanken kamen auf: „Nicht denken? Wie soll das denn gehen? Das ist aber sehr eigenartig. Still sein, ich will still sein ...".

Oder ziehen Sie sich einmal in ein ruhiges Zimmer zurück, ohne Fernsehen, Zeitschriften, Bücher, PC, Handy, Telefon ... Nur Ruhe und Stille. Sie mit sich selbst allein. Was passiert dann wohl? Ahnen Sie es? Wir haben Angst, mit uns allein zu sein, ohne Ablenkung, denn der Verstand gibt keine Ruhe, sondern erzeugt Unruhe, Nervosität, kramt Erinnerungen hervor, sorgt sich um Gegenwart und Zukunft, hält uns auf Trab und erzeugt Leiden. Wenn wir versuchen, still zu sein, tritt er umso deutlicher hervor.

Diese Problematik ist ein universelles Problem für die Menschen geworden. Unser Verstand aktiviert ständig unseren Sympathikus und erzeugt Stress und Unruhe. Selbst ruhige Momente, die wir dringend für unsere Regeneration und Entspannung benötigen, werden vom Verstand als Langeweile oder ungenutzte Zeit fehlinterpretiert.

Verstand und Gefühl

Der Verstand weist noch eine weitere, äußerst unheilsame Eigenschaft auf, die etwas mit der Dauer unseres Leidens zu tun hat. Wie wir gesehen haben, werden Gedanken und Empfindungen durch Nervenimpulse vermittelt und sind elektrisch und chemisch nachweisbar, weil messbar. Wenn wir emotional reagieren, uns Trauer, Wut oder Angst quälen, wenn uns Freude, Liebe und Mitgefühl erfreuen, sind die entsprechenden Nervenareale im Emotionszentrum unseres Gehirns aktiv. Jede Emotion und auch jede Ausprägung einer Emotion ist also sehr exakt zuzuordnen.

Emotionen haben eigentlich nur ein kurzes Leben: Es ist ein Tatbestand, dass die chemische und elektrische Ladung in einer Nervenzelle, auch einer Nervenzelle im Emotionszentrum, nicht sehr lange gehalten werden kann. Jede Empfindung in uns würde eigentlich nach maximal 30 Sekunden verglühen. Wir könnten demzufolge nur ganz kurz ärgerlich, traurig, wütend, verliebt, freudig oder guter Dinge sein. Aber wir alle wissen, dass das nicht so ist. Warum eigentlich?

Hier kommt unser Verstand als „Übeltäter" ins Spiel: Sobald unser Verstand eine Regung spürt, will er sofort die Führung übernehmen. Er versucht zu erkennen, um welche Regung es sich handelt. Dazu nutzt er unsere Erfahrungen. Auch dieser Vorgang der eigenen Bewertung unserer Regungen ist also alles andere als objektiv. Rein physiologisch gesehen gibt es in unserem Organismus lediglich Anspannung, Entspannung und neutrale Zustände. Wie interpretieren wir dann aber einen Anspannungszustand als Freude oder Angst oder Wut?

Wenn wir bestimmte Erfahrungen sehr häufig machen mussten, werden diese vom Verstand immer wieder reaktiviert und genutzt. Es gibt für unseren Verstand also Favoriten! So leitet er uns bei jeder Anspannung immer wieder in seine bevorzugte Richtung. Sobald die Verbindung steht, fühlen wir uns sicher. Der Verstand suggeriert uns: Das kennen wir bereits. Und sofort beginnen die teilweise fast endlosen gedanklichen Einflüsterungen, die uns in der einmal aktivierten Emotion gefangen halten. Deshalb sind wir dann nicht nur 30 Sekunden lang, sondern stunden-, tage- und wochenlang mit einer Emotionslage verhaftet. Bezeichnenderweise trifft das fast ausschließlich auf negative Empfindungen zu. Wie wir im Abschnitt „Sympathikus und Parasympathikus" am Experiment mit den Studenten gesehen haben, gelingt uns das mit Glück und Freude leider nicht.

Zusammenfassung

Es gibt keine „eingebildeten“ Symptome

Wenn jemand behauptet, dass wir uns unsere Empfindungen nur einbilden, wissen wir nun, dass dies nicht stimmen kann: Alles ist messbar. Alles besitzt eine Logik. Für jedes Symptom gibt es eine Ursache und Erklärung.

Mithilfe einer EEG- Messung oder einer Computertomographie-Testung können wir in das denkende Gehirn hineinschauen. Wir sehen sehr genau, was passiert und wo etwas passiert. Heute können Wissenschaftler sogar feststellen, ob sie an eine Zange oder an einen Hammer denken. Jedes Gefühl, jede Empfindung, jedes Schmerzempfinden, jeder Gedanke ist in unserem Gehirn sehr exakt messbar und lokalisierbar. Zudem müssen wir die eng vernetzten Zusammenhänge berücksichtigen: zwischen Denken, Fühlen, Erinnern, vegetativen Zuständen, körperlichen Empfindungen und äußeren Reizen. Viele psychosomatische Symptome lassen sich nur als eine Art „Gemeinschaftsprodukt“ verstehen.

Psychosomatik meint Körper und Seele

Der Begriff Psychosomatik ist immer ganzheitlich zu verstehen. Er bedeutet nicht, dass der Psyche Vorrang gebührt. Es könnte ebenso gut Somatopsychologie, Physiopsychologie oder Neurosomatik heißen. Jeder Vorgang in unserem Körper läuft auf beiden Ebenen ab. Aber selbst diese Formulierung stimmt nicht ganz, denn schließlich handelt es sich um eine Einheit, wenn auch mit unterschiedlichen Aspekten.

Unser Gehirn ist ein körperliches und gleichzeitig ein psychisches Organ. In jedem Gewebestück unseres Körpers befinden sich Millionen von Nervenzellen, wie sie auch in unserem Gehirn existieren.

Ob wir nun orthopädisch, kardiologisch, internistisch oder sonst wie erkrankt sind: Es ist immer ein psychosomatischer Prozess. Wenn Sie beispielsweise die Diagnose Krebs bekommen, erhalten Sie zunächst eine Information! Eine Information, die wahrscheinlich Angst auslöst. Es wird sich also mit Sicherheit der Sympathikus einschalten. In einem nächsten Schritt kommt der Verstand dazu: „Was bedeutet das? Was kann ich jetzt tun?“

Reaktion A: „Ich bin allein, niemand hilft mir, ich verliere meinen Job, ist es lebensbedrohlich, was kommt da bloß auf mich zu, ich habe Angst vor einer Chemo, kann ich der Diagnose vertrauen ...“. Der Sympathikus wird extrem aktiviert bleiben und das Immunsystem zusätzlich schwächen, wenn Sie in diesem Gedankenkreislauf verweilen. Sie schaffen eine schlechte Ausgangsposition für den Heilungsverlauf.

Reaktion B: „Krebs ist kein Todesurteil! Es gibt gute Therapien. Ich vertraue meinem Arzt und werde mich umfassend informieren, es gibt Menschen, die zu mir stehen, ich werde es schaffen. Ich habe gelernt mich zu beruhigen.“ So kann sich der Parasympathikus einschalten und sorgt für Ruhe und Entspannung, und das Immunsystem wird **nicht** zusätzlich geschwächt. Sie schaffen eine gute Ausgangsposition für den Heilungsverlauf.

Vergessen wir nicht: Die Art des Denkens wirkt sich direkt auf das vegetative Nervensystem aus.

Psychosomatik ist keine besondere Erkrankung.

Psychosomatik ist auch keine besondere Behandlungsform.

Psychosomatik ist die Art und Weise, wie wir alle funktionieren.

Universelle Strategien: Was hilft die Selbststeuerung zu verbessern?

Erst sichern, dann losgehen

Anfangs wurde es bereits angesprochen: Ganz egal, unter welchen individuellen Problemen Sie auch leiden mögen, es gibt ein paar allgemeingültige Herangehensweisen. Während man früher nach der Devise handelte, sich mit jedem Problem zu konfrontieren, also gleich mitten hineinzuspringen und „alles rauszulassen“, geht man heute deutlich behutsamer vor. Wir könnten es als eine Art „Bergsteigerstrategie“ beschreiben: **erst sichern, dann losgehen.** Bevor wir uns dem Abgrund stellen, muss die therapeutische „Seilschaft“ halten. Also stehen an erster Stelle Maßnahmen, die den Hilfesuchenden absichern. Die eigene Selbststeuerung zu verbessern gehört dazu: nicht mehr hilflos sein; nicht mehr von Ärzten und Medikamenten abhängig sein; Handwerkszeug kennen lernen, mit dessen Hilfe wir unsere Probleme, auch die zukünftigen, selbst in den Griff bekommen. Selbstwirksamkeitserfahrungen erzeugen in uns Erfolgserlebnisse und führen zu einer Steigerung von Selbstsicherheit und auch von Selbstbewusstsein.

Schadensbegrenzung: Erkennen und handeln

Am Anfang steht jedoch – wie immer – erst einmal die Erkenntnis, ein „Aha-Erlebnis“. Vielleicht hatten Sie bis zu diesem Punkt schon viele Aha-Erlebnisse: So funktioniert das also, so funktioniere ich! Eine schlüssige Erklärung, ein Einsehen, und es macht Klick. So lassen Sie uns jetzt einmal den Status Quo feststellen, fragen Sie sich: „Wo stehe ich jetzt gerade? Wo stecke ich fest? Wo will ich hin?“ Vielleicht kommen Sie zu folgender Erkenntnis: Ich stecke in einem Loch fest! Schauen Sie sich einmal Abb. 21 an. Wenn Sie das wären, da unten, was würden Sie als nächstes anstellen?

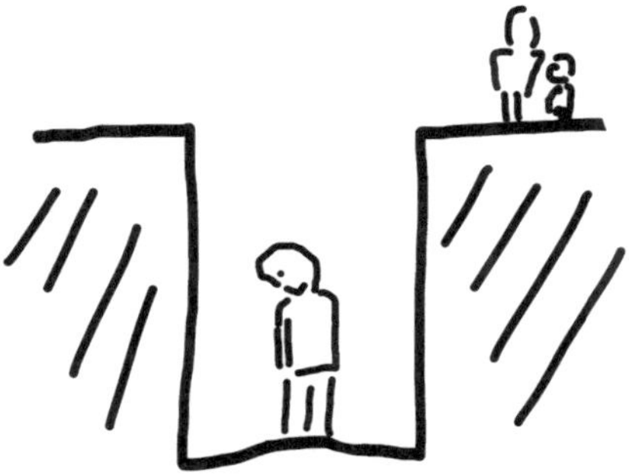

Abb. 21

Gehören Sie zu denen, die alles tun, um so schnell wie möglich wieder heraus zu kommen? Oder zu denen, die es sich dort unten erst einmal bequem machen, weil sie sich geborgen und geschützt fühlen und sich vor der Außenwelt verstecken können? Oder gehören Sie zu einer dritten Kategorie? Dazu kann ich Ihnen eine kleine Geschichte erzählen.

In einem amerikanischen Abenteuerfilm stürzen mehrere Männer über der kanadischen Wildnis ab. Sie müssen sich gegen Kälte, Hunger und wilde Tiere behaupten. Die Situation ist extrem gefährlich. Ein riesiger Bär ist ihnen auf den Fersen. Einer der Männer erzählt den anderen, dass Menschen, die der Wildnis ausgeliefert sind, oft nicht aus Wasser- oder Nahrungsmangel sterben, auch nicht durch wilde Tiere, sondern ...

Sind Sie jetzt ebenfalls neugierig geworden?

... aus Scham. Ja, Sie haben richtig gelesen, aus Scham. Der Mann erklärt weiter, dass diese Menschen schon bald aufhörten, die praktischen Dinge zu tun, Nahrung, Schutz und einen Ausweg zu suchen, sondern dass sie anfingen, sich zu schämen, indem sie sich selbst in Frage stellten, sich die Schuld gäben: „Wieso ist ausgerechnet mir das passiert? Was habe ich nur falsch gemacht? Alle anderen schaffen es, nur ich versage."

Und nun kommen wir wieder zu unserem Loch zurück. Zur dritten Kategorie zählen die vielen Menschen, die sich schämen und sich damit noch tiefer eingraben. Sie vergessen, nach einer praktischen Lösung zu suchen, sondern fragen sich: „Wieso ist ausgerechnet mir das passiert? Wie konnte es dazu kommen? Was habe ich nur falsch gemacht? Alle anderen schaffen es, nur ich versage."

Manchmal führt der Weg in so ein Loch über eine Abwärtsspirale, manchmal trifft uns der Absturz jäh und unvorbereitet. Natürlich ist es wichtig zu wissen, wie solche Entwicklungen zustande kamen, damit wir uns zukünftig besser schützen können. Aber diese Überlegungen stehen erst an dritter oder vierter Stelle, dann, wenn wir schon einen Weg gefunden haben, uns zu befreien, wenn wir dabei sind, aus dem Loch wieder heraus zu klettern. Andernfalls drohen wir, steckenzubleiben und noch tiefer einzusinken. Wenn uns ein Pfeil des Schicksals trifft, sollten wir nicht zuerst fragen, wer ihn abgeschossen hat und warum, was der Schütze für eine Kleidung trug oder ob er einen schlechten Tag hatte. Die erste Maßnahme besteht immer in Schadensbegrenzung. Die Wunde muss versorgt werden, wir benötigen Hilfe. Alles Weitere kann später kommen.

Wenn Sie sich also zur dritten Kategorie zählen, hier ein Rat: Hören Sie auf zu graben. Wenn Sie in einem Loch sitzen, werden Ihnen alle möglichen Gedanken durch den Kopf gehen. Prüfen Sie sorgfältig, in welche Richtung sie diese Gedanken führen wollen: nach oben, nirgendwohin oder sogar noch tiefer ins Loch hinein. Selbst die Psychologen fragen gern: „Woher kommt das? Wie ist es genau? Wie fühlt sich das an? Was denken Sie darüber? War das bei Ihren Eltern auch schon so?" Aber eigentlich wäre doch nur eine einzige Frage angebracht: „Was benötigen Sie, damit Sie da wieder herausfinden?"

Nehmen Sie dieses Loch nicht persönlich. Löcher sind das Normalste von der Welt. Die ganze Welt ist gewissermaßen voller Löcher – wie ein Schweizer Käse –, in die wir hineinfallen können. Wir alle waren schon mal ganz unten, und nach diesem Loch werden weitere folgen. So ist das eben im Leben. Man muss nur wieder herausfinden.

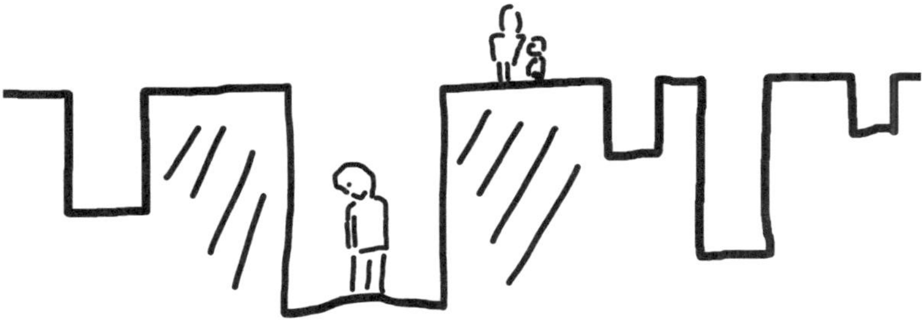

Abb. 22

Den Gedanken-Rucksack leeren

Die Geistesschulung hält viele Werkzeuge bereit, die uns im richtigen Umgang mit den Löchern im Leben unterstützen. Wir klettern heraus, fallen das nächste Mal weniger tief, dann noch weniger und zuletzt umgehen wir das Loch rechtzeitig. Dazu braucht es nur Übung.

Um sich das Leben wieder etwas leichter zu machen, ist es ratsam, das Marschgepäck sorgsam zu prüfen. Unser Rucksack enthält Sorgen, Verletzungen, schlechten Erfahrungen, Rückschläge und Probleme. Abb. 23 zeigt uns einen Menschen mit einem schweren Lebens-Rucksack. Wenn die Last zu groß wird, kann sich der Blick nur noch auf den Boden vor den eigenen Füßen richten. Die ganze Lebensenergie wird aufgewendet, um die schwere Last zu tragen.

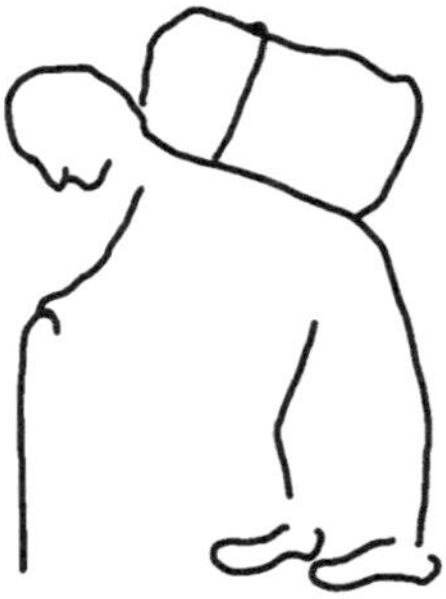

Abb. 23

Was musste diese gebeugte Gestalt wohl schon alles erleben? Je länger wir leben, desto mehr füllt sich der Rucksack. Jeder muss seine eigene Last irgendwie schultern. Sie ist schließlich individuell. Sie haben wahrscheinlich ganz andere Probleme als ich, oder? Tatsächlich aber lässt sich der Inhalt des Rucksacks lediglich in zwei Kategorien einteilen: Fakten und unsere Reaktionen auf die Fakten. Fakten können wir nicht ändern, unsere Reaktionen und Bewertungen schon. Letztere laufen ja, wie wir inzwischen wissen, bei uns allen nach den gleichen Mustern ab: Stressreaktionen, Tunnelblick, sich in Gedanken und Erinnerungen verlieren. Der Umgang mit den Fakten betrifft direkt unser Ego. Manchmal sind die Fakten schier überwältigend. Wir überleben einen schweren Unfall und unser Ego versucht, damit auf seine Weise zurechtzukommen, vielleicht sogar ohne großes Drama. Manchmal sind die Fakten aber an sich völlig banal. Der Kollege hat heute Morgen nicht gegrüßt, und das Ego macht daraus eine „Riesenwelle".

Die Last in unserem Leben ist also nicht immer nur einer äußeren Problematik geschuldet, sondern auch unser eigenes Zutun. Kennen Sie nicht aus eigener Erfahrung, dass Sie sich selbst so manche Situation zusätzlich erschwert haben? Der Inhalt unseres schweren Rucksacks sieht also wie folgt aus:

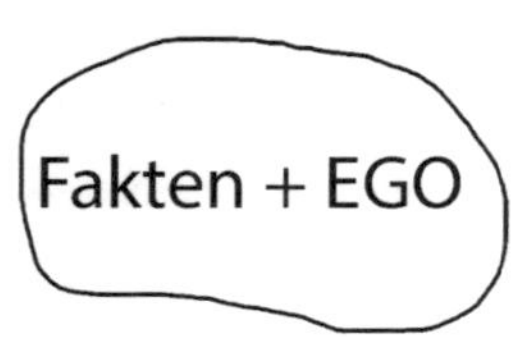

Abb. 24

Dieses Kombinationsspiel aus Fakten und Egoreaktion ist deshalb von großer Bedeutung, weil wir hier einen effektiven Ansatzpunkt finden. Wenn wir um diese Vorgänge wissen, wenn wir schneller erkennen, wie sie sich aufbauen und wie sie dann ablaufen, wenn wir die Kreisläufe unterbrechen, wird unser Rucksack leichter.

Parasympathikus und Sympathikus ausgleichen

Wir haben erfahren, wie wichtig es ist, den Parasympathikus zu stärken und zu fördern, um die Übermacht des Sympathikus zu begrenzen. Egal, ob wir unter Ängsten, Depressionen, Süchten, Schmerzen, Reizbarkeit oder ähnlichen Problemen leiden: Ein Parasympathikus, der seiner Aufgabe gut nachkommen kann, führt uns zu mehr Gelassenheit, mehr Konzentrationsfähigkeit, einem ruhigeren Geist, größerem Optimismus und zu einer messbaren Stärkung des Immunsystems, einer Senkung des Blutdrucks, einer Verminderung der Stresshormone, einer besseren Verdauung und einer besseren Nachtruhe, um nur einige wichtige Aspekte für unsere Gesundheit zu nennen.

Den Parasympathikus können wir selbst aktivieren, wenn wir beginnen, die Automatismen zu durchbrechen und bewusster zu leben, wenn wir Entspannungstechniken durchführen, wenn wir meditieren oder stille Einkehr halten. Wir benötigen ein gezieltes Training. Sport gehört nicht dazu, auch wenn Sie Sport als Ausgleich sehr schätzen. Sport stärkt hauptsächlich unseren Sympathikus, der zunächst aktiviert wird, dann wieder zurückfährt, was wir als Ruhe erleben. Dies ist jedoch nicht dauerhaft, wir erreichen damit keinerlei Förderung des Parasympathikus. Im Gegenteil: Wenn wir regelmäßig Sport treiben und dadurch unseren Sympathikus gewissermaßen mit trainieren, den Parasympathikus aber außer Acht lassen, werden wir in einer darauf folgenden Stresssituation, zum Beispiel am Arbeitsplatz, noch gestresster reagieren. So sind Hochleistungssportler sicher von Haus aus nicht die gelassensten Typen, sie haben nicht umsonst ihre Coaches für mentales Training.

Wie können wir aber beide Systeme, Sympathikus und Parasympathikus, in ihren Funktionsweisen unterstützen? Können wir zwischen beiden hin- und herschalten? Tatsächlich gibt es so eine Art inneren Schalter im vegetativen Nervensystem, den wir aber erst einmal etwas „aufrüsten“ und durch kleine Übungen aktivieren müssen, damit er einsetzbar ist.

Mit leichten, dafür aber regelmäßig ausgeführten Übungen wird das vegetative Nervensystem zu einer Pufferzone, zu einem inneren Schutzschild und zu einer Energiezentrale zugleich. Was davon in einer Situation aktiviert wird, ist dann aber nicht mehr nur automatisch fremdgesteuert, sondern wird von uns selbst mit dirigiert.

Die nachfolgend vorgestellten Übungen sind nur in zwei grundlegende Bereiche zu unterteilen: Haltungsübungen und Atemübungen.

Aufrecht durchs Leben gehen – die richtige Haltung

Die Atmung spielt hier bereits eine wichtige Rolle. Nur in aufrechter Haltung – geistig wie körperlich – ist es überhaupt möglich, frei zu atmen. Mit einer gebeugten Geisteshaltung atmen wir wahrscheinlich ebenso verkrampft wie mit einem gebeugten Rücken, also mit gebeugter Körperhaltung. Hier sind wir wieder bei der Psychosomatik: Geisteshaltung und Körperhaltung wirken sehr direkt miteinander. Aufrechte Haltung und aufrechter Geist bedingen sich.

Es ist mittlerweile bekannt, dass wir mit herunterhängendem Unterkiefer deutlich schlechter Kopfrechnen können als mit geschlossenem Mund. Das mag vielleicht auf den ersten Blick etwas verwundern, ist aber schnell nachvollziehbar, wenn wir begreifen, dass unser Verstand jede Körperhaltung sofort wahrnimmt und interpretiert. Ein herunterhängender Kiefer oder offener Mund wird von unserem Verstand wohl eher als Ruhephase gedeutet, in der er nicht aktiv werden muss, oder gar als körperliches Zeichen von Stillstand oder gar als „Ich-verstehe-gar-nichts-mehr“. Mit einer solchen Körperhaltung schaltet unser Geist natürlich ab.

Auf ähnliche Weise wirkt es sich aus, wenn wir uns mit herunterhängenden Schultern, hängendem Kopf und geringer Körperspannung durch den Tag bewegen. Die Stimmung sinkt, die Gedanken werden trübe, Müdigkeit kommt auf, nichts will uns so richtig gelingen. Wenn wir dagegen auf eine aufrechte Körperhaltung inklusive aufrechter Kopfhaltung achten, dann wird unser Verstand zu vollkommen anderen Schlüssen kommen. Die Welt sieht positiv aus, wir nehmen es mit ihr auf. Eine entspannt aufrechte Körperhaltung wirkt sich auf unseren Geist ähnlich aus wie ein gutes Antidepressivum. Wenn Sie andererseits ein Antidepressivum einnehmen und zugleich eine geduckte, spannungsarme Körperhaltung zulassen, boykottieren Sie selbst die Wirkung des Medikaments.

Die gleiche Dynamik funktioniert natürlich auch von der anderen Richtung aus: Wenn wir eine pessimistische Geisteshaltung pflegen, wird sie einen enormen Einfluss auf körperliche Abläufe haben. Wir haben weiter oben bereits erfahren, wie unsere Persönlichkeitsblasen den Sympathikus aktivieren und dadurch unseren gesamten Organismus verändern. Fragen Sie sich selbst, wo sie zuerst ansetzen können, im Körper oder im Geist? Welche Persönlichkeitsblasen machen sich wann besonders bemerkbar? Was können Sie tun, um die inneren Nerven-Autobahnen und das innere Bermudadreieck zu verlassen? Wie können Sie wirkliche Entscheidungen für sich treffen, um nicht nur alten Mustern zu folgen?

Einfache Haltungsübungen für den Alltag

König/Königin oder Trauerkloß?

Lassen Sie Ihre Schultern nach vorn sacken, sich den Rücken wie einen Katzenbuckel runden und den Kopf hängen. Nun sitzen, stehen oder gehen Sie wie ein König/eine Königin. Sie richten sich auf, ziehen von innen her die Wirbel der Wirbelsäule auseinander und halten den Kopf aufrecht. Blicken Sie offen in den Raum vor sich. Und wieder: Wie wirkt sich die Haltung auf Ihre Stimmung aus? Wie auf Ihre Gedanken? Wie auf Ihre Gefühle? Stellen Sie sich vor, wie es sich auswirken würde, so durchs Leben zu gehen?

Sie können des Öfteren zwischen beiden Haltungen hin- und herwechseln, bis Sie den Unterschied deutlich spüren.

An einem unsichtbaren Faden ziehen

Sie können diese Übung zum Aufbau der königlichen Haltung verwenden. Stellen Sie sich vor, vom Scheitelpunkt Ihres Kopfes geht ein unsichtbarer Faden ab, und jemand zieht vorsichtig daran, so dass sich der Nacken verlängert und der Kopf weiter nach oben strebt. Sie werden größer und größer.

Sitzen lernen

Setzen Sie sich aufrecht auf einen Hocker. Achten Sie darauf, dass Ihre Schultern und Ihr Kopf in einer guten Position sind, vorheriges Lockern hilft. Ein besonderes Augenmerk richten Sie nun auf Ihre untere Rückenpartie. Vermeiden Sie Hohlkreuz und Buckel. Wenn Sie Ihre Sitzbeinhöcker im Gesäß gut in den Stuhl hineindrücken, bekommt die Haltung Stabilität. Nun richten Sie sich über den Sitzbeinhöckern auf. Wenn Sie so etwas lange nicht gemacht haben, werden schnell Spannungsempfindungen und vielleicht auch Schmerzimpulse auftreten. Übertreiben Sie es nicht. Sie können immer wieder in die entspannte Haltung wechseln, sich ausruhen und erneut in die Aufrichtung gehen. Es geht mit jedem Mal besser und länger und führt zu einer sanften Stärkung des Rückens. So können Sie Rückenprobleme lindern oder überhaupt vermeiden.

Übung für „Fortgeschrittene"

Für die „Fortgeschrittenen" unter Ihnen gibt es noch eine ganz besondere Übung, die gerade für stressgeplagte Menschen im Westen nicht einfach ist: Entspannen Sie Ihr Gesicht. Dann ziehen Sie sanft den rechten Mundwinkel in Richtung rechte Augenbraue und den linken Mundwinkel in Richtung linker Augenbraue. Sie lächeln – vielleicht sogar über diesen Übungsvorschlag. Aber ganz ernsthaft: Machen Sie es ganz langsam und prüfen Sie, was das mit Ihrer inneren wie äußeren Haltung macht.

Richtig atmen lernen

Atemübungen sind ein wesentlicher Schlüssel zur Aktivierung und Beruhigung und damit zur Selbststeuerung. Ein- und Ausatmung erscheinen uns vollkommen selbstverständlich. Wir atmen so, wie wir halt atmen, ein Prozess, den wir nicht bewusst steuern. Tatsache ist, dass die Atmung sehr viel über uns und andere verrät und man den Zustand eines anderen Menschen gut über seine Art der Atmung einschätzen kann (kurz, flach, tief, gepresst, keuchend, entspannt, stoßweise, schnell ...). Wenn wir hören, dass wir das richtige Atmen erst lernen sollen, sind wir irritiert. Atmen lernen? Ich atme doch bereits, seitdem ich lebe!

Manche Menschen haben sich eine falsche Atemung angeeignet: Um sich zu entspannen, atmen sie intensiv und tief in den oberen Brustkorbbereich ein. „Bauch rein, Brust raus", heißt die (falsche) Devise. Diese Art der Atmung hilft eher, wenn wir müde sind.

Einfache Atemübungen für den Alltag

Sich vollkommen unabhängig aktivieren können

Sicherlich können Sie einen Liter Kaffee trinken, um sich zu aktivieren. Aber es gibt tatsächlich schonendere Methoden. Mit einer gezielten Atmung stimulieren Sie das für Aktivität zuständige Areal in Ihrem vegetativen Nervensystem direkt. Atmen Sie in den obersten Brustbereich hinein, schon fast bis zur Kehle, so als würden Sie sich erschrecken. Das führt zur Stimulation des Sympathikus, zur Ausschüttung von Adrenalin und damit zur Aktivierung. In Abb. 25 zeigt die linke Figur diese Art der Atmung. Der Atemfluss der linken Figur geht gewissermaßen von unten nach oben und umgekehrt.

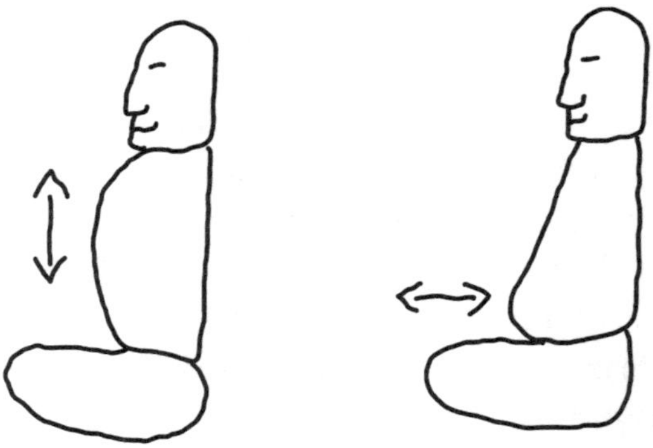

Abb. 25

Sich vollkommen unabhängig beruhigen können

Wenn Sie zur Ruhe kommen möchten, wäre die eben dargestellte Atmung völlig falsch. Jetzt benötigen Sie eine Atembewegung, die **nicht** in den oberen Brustbereich hineingeht, sondern eher tiefer in den Bauch hinein. Die sogenannte Bauchatmung führt dazu, dass der Parasympathikus stimuliert wird. Jeder Übungszyklus wird dieses Ruhezentrum in uns stärker herausbilden. Die rechte Figur in Abb. 25 zeigt uns diese Form der Atmung.

Bei der Bauchatmung sollte sich der Bauch beim Einatmen nach außen wölben und beim Ausatmen wieder einfallen. Sie können die Hände auf Ihren Bauch legen, um der Bewegung nachzuspüren. Besonders gut eignet sich dafür die liegende Haltung. Der obere Brustbereich bleibt ruhig. Jetzt fließt der Atemstrom nicht mehr eher vertikal auf und ab, sondern vielmehr horizontal vor und zurück.

Atemübungen werden von Laien oft unterschätzt. Deshalb muss man verstehen, wie stark sie auf den Organismus wirken, und was tatsächlich in uns abläuft. Wenn wir unseren Parasympathikus unter einem Mikroskop betrachten könnten, während wir regelmäßig die Bauchatmung praktizieren, sähen wir dort, wie die Nervenzellen, die miteinander rege in Kontakt stehen und elektrochemische Signale austauschen, neue Verbindungen herstellen und immer mehr werden. Abb. 26 und 27 zeigen, dass es so zu einem Volumenwachstum des Parasympathikus kommt.

In Abb. 26 sehen Sie energetisierte Nervenzellen, die Nachbarschaft bleibt jedoch noch relativ unbeteiligt. Werden diese Zellen aber durch ein gezieltes Üben regelmäßig aktiviert, wachsen und verästeln sie sich wie kleine lebenshungrige Bäumchen (Abb. 27).

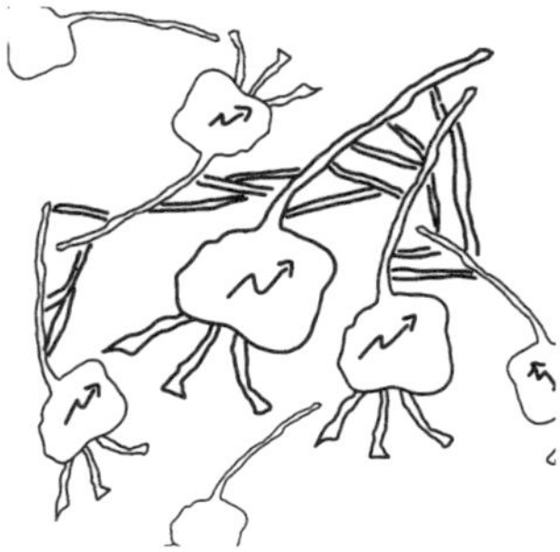

Abb. 26

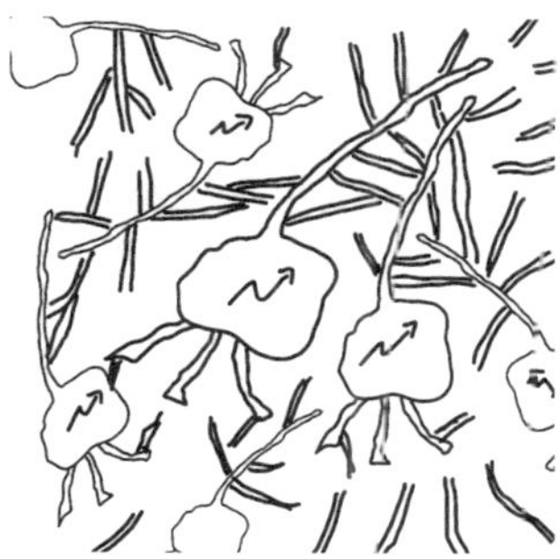

Abb. 27

Üben wir 2 bis 6 Wochen lang regelmäßig, spüren wir das Ergebnis als größere Ruhe und Gelassenheit direkt am eigenen Leib, vor allem in Situationen, in denen wir uns früher aufgeregt hätten. Das kann ebenfalls bedeuten, dass Schmerzen und Symptome weniger werden oder sich sogar auflösen.

Sich Zeit nehmen

Eine häufige Frage ist natürlich, wie lange wir üben sollen. Ein wichtiger Begriff ist hier das Bekömmlichkeitsprinzip. Üben Sie die Haltungs- und Atemübungen nicht zu lange. Lieber öfter kurz und mit Vergnügen als nur hin und wieder lang und gequält. Bereits ein- oder zweimal etwa 5 Minuten täglich genügen für den Anfang. Vielleicht beginnen und beenden Sie den Tag damit. Aber auch die vielen kleinen Wartesituationen zwischendurch können genutzt werden. Schön, dass die Ampel rot ist. Gut, dass der Zug erst in ein paar Minuten kommt. Eine Übungschance, wenn ich beim Arzt nicht sofort an die Reihe komme oder wenn mein Partner auf sich warten lässt.

Diese kleinen Minutenübungen können noch weiter ergänzt werden: durch sogenannte Mikropausen, die Sie über den Tag hinweg verteilen. In den Mikropausen halten Sie für nur ein bis zwei Atemzüge inne, lockern kurz ihre Schultermuskeln, lächeln einmal, und weiter geht's. Zur leichteren Umsetzung haben sich Erinnerungshilfen bewährt: Manche nutzen Erinnerungsfunktionen im Computer oder Smartphone, andere legen sich einen kleinen Stein oder ein spezielles Foto auf den Tisch. Diese Kleinigkeiten reichen tatsächlich aus, um spürbare Veränderungen zu erreichen.

Fazit

Mit den Erkenntnissen, die Sie nun über die universelle Natur der Psychosomatik gewonnen haben, über die Wirkweisen, die uns alle betreffen, können Sie wahrscheinlich nun Ihre ganz individuellen Probleme und Schwerpunkte besser einordnen und kennen einige Strategien, die Sie konkret anwenden können. Wir konnten hier vieles nur anreißen; vielleicht wissen Sie aber bereits, welche Strategie Sie zunächst verfolgen wollen, sodass Sie sich weiter informieren können.

Lernen Sie vor allem, durch die Aktivierung Ihres Parasympathikus Ruhe in Körper und Geist zu bringen. Und lernen Sie gleichfalls, den Sympathikus dann bewusst zu aktivieren, wenn Sie ihn gerade brauchen. Es geht schließlich nicht nur um Entspannung, sondern vor allem um die Selbststeuerung! Letzteres ist sehr wichtig. Oft werden Hilfsangebote als reine Beruhigungsprogramme konzipiert. Das hat natürlich seine Berechtigung, da viele Menschen nervös, unruhig und im Stress sind. Aber darauf folgen oft Phasen der Erschöpfung und Unlust. Es ist also grundlegend wichtig, die Selbststeuerungsfähigkeit wiederzugewinnen: Aktivieren, wenn wir es brauchen, und beruhigen, wenn wir es brauchen. So machen Sie sich unabhängiger von äußeren Reizen. Sie werden selbstsicherer, gefasster und fokussierter.

Stellen Sie sich immer wieder neuen Herausforderungen, lernen Sie mit Freude: Neue Informationen, neue Tätigkeiten, neue Interessen führen zu einer größeren Streuung von elektrischen Mustern in unserem Gehirn und schützen vor eingleisigen gedanklichen Verengungen. Neue Nervenzellen können sich in jedem Alter bilden. Sie helfen Ihnen, Ressourcen zu entwickeln, um Problembereiche aufzuweichen. Elektrizität kann in unserem

Kopf nicht unbegrenzt aufgebaut werden. Wenn wir neue Bereiche energetisieren, entlasten wir dadurch alte, bereits gestörte oder überforderte. Wir müssen Probleme nicht unbedingt vollkommen auslöschen. Oft reicht es schon, wenn wir lernen, etwas mehr Abstand zu bekommen (Abb. 28, die Gedankenmuster sind symbolisch als Blitz dargestellt).

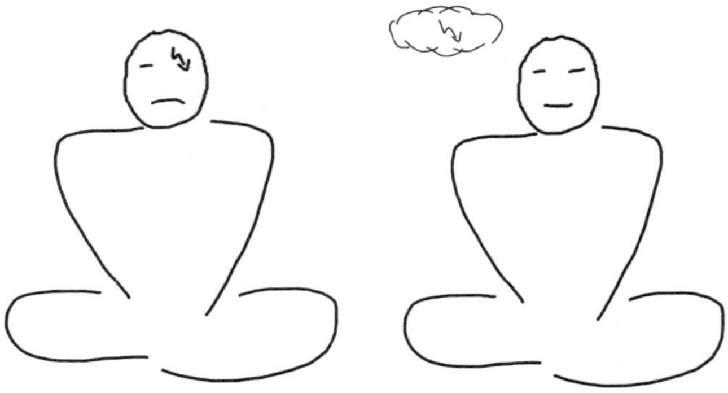

Abb. 28

All diese Schritte sind lernbar, für jeden von uns. Haben Sie etwas Geduld. Erwarten Sie keine Sofortlösungen. Setzen Sie sich kleine Etappenziele. Wir wissen ja nun: Ebenso wie sich Negatives durch Wiederholung verstärkt, so wird sich auch Positives aufsummieren. Wiederholen wir das Richtige, baut sich unweigerlich etwas Hilfreiches auf. So funktioniert die Natur in uns.

Dafür benötigen wir keine Wunder, sondern lediglich ein konsequentes Übungsprogramm, das Sie sich individuell nach Ihren Bedürfnissen zusammenstellen können. Üben Sie geduldig und regelmäßig. Nach etwa 4 bis 6 Wochen erleben Sie spürbare Resultate. Vertrauen Sie auf den Prozess! Schließlich sind hier Naturgesetze am Werk: Wenn Sie gezielt eine Übung wiederholen, werden die entsprechenden Nervenzellen aktiviert. Jedes Tun hat Konsequenzen.

In diesem Zeitrahmen werden Sie sicher nicht alle Beschwerden auf einen Schlag beseitigen, aber Sie können in dieser Zeit Ihr vegetatives Nervensystem so verändern, dass Sie deutliche Unterschiede spüren. Sie erleben, wie es sich anfühlt, selbst wieder die Kontrolle über sich zu gewinnen und die Verantwortung für Ihr Leben zu übernehmen.

Ich wünsche Ihnen auf Ihrem Weg
Geduld, Kraft und freudige Zuversicht.

Literatur

Doidge, Norman: *Neustart in unserem Kopf. Wie sich unser Gehirn selbst repariert.* Frankfurt a. M.: Campus, 2008.

Geyer, Christian (Hrsg.): *Hirnforschung und Willensfreiheit. Zur Deutung der neuesten Experimente.* Frankfurt a.M.: Suhrkamp, 7. Aufl. 2009.

Grawe, Klaus: *Neuropsychotherapie.* Göttingen: Hogrefe, 2004.

Linden, David J.: *High – woher die guten Gefühle kommen.* München: Beck, 2012.

Lurija, Aleksandr R.: *Das Gehirn in Aktion, Einführung in die Neuropsychologie.* Reinbek b. Hamburg: Rowohlt, 1992.

Madeja, Michael: *Das kleine Buch vom Gehirn. Reiseführer in ein unbekanntes Land.* München: Beck, 3. Aufl. 2010.

Nörretranders, Tor: *Spüre die Welt. Die Wissenschaft des Bewusstseins.* Reinbek b. Hamburg: Rowohlt, 1997.

Pert, Candace B.: *Moleküle der Gefühle. Körper, Geist und Emotionen.* Reinbek b. Hamburg: Rowohlt, 4. Aufl. 2001.

Ratey, John J.: *Das menschliche Gehirn, Eine Gebrauchsanweisung.* München: Piper, 2003.

Rüegg, Johann Caspar: *Mind & Body. Wie unser Gehirn die Gesundheit beeinflusst.* Stuttgart: Schattauer, 2010.

Rüegg, Johann Caspar: *Psychosomatik, Psychotherapie und Gehirn.* Stuttgart: Schattauer, 2. Aufl. 2003.

Schiepek, Günter (Hrsg.): *Neurobiologie der Psychotherapie.* Stuttgart: Schattauer, 2. Aufl. 2011.

Singer, W./Ricard, M.: *Hirnforschung und Meditation. Ein Dialog.* Frankfurt a.M.: Suhrkamp, 6. Aufl. 2010.

Villoldo, A./Perlmutter, D.: *Das erleuchtete Gehirn. Mit Schamanismus und Neurowissenschaft das Geheimnis gesunder Zellen entdecken.* München: Goldmann, 2011.

Der Autor

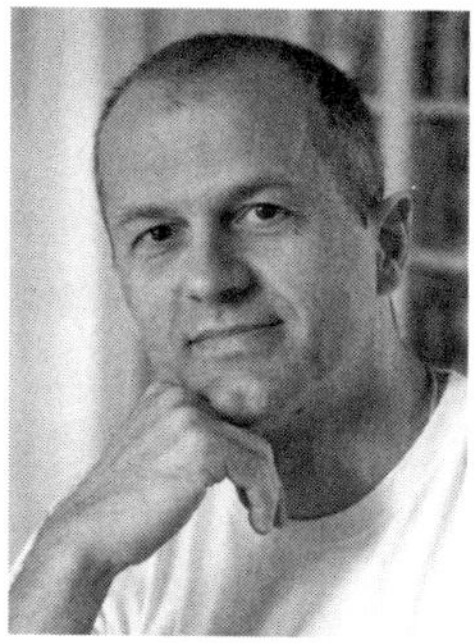

© privat

Dr. Matthias Ennenbach (1963), arbeitet seit rund 25 Jahren als Psychotherapeut in klinischen Kontexten und eigener Praxis.

Neben einem Abschluss als Diplom Psychologe in Bielefeld, psychotherapeutischen Fachausbildungen zum approbierten Psychologischen Psychotherapeuten, promovierte er an der medizinischen Fakultät der Universität München.

Weitere Informationen (Fortbildungstermine, Seminare, Vorträge, Literatur, Konzepte, Kontakte etc.) zur Buddhistischen Psychotherapie® können abgerufen werden unter

www.Info-BPT.de.

Bisher vom Autor erschienen:

- *Leben und Sterben.* 2014, Windpferd
- *Der Leichte Weg.* 2014, Windpferd
- *Dein erleuchtetes Ego.* 2014, Randomhouse/Heyne Verlag.
- *Buddhistische Lebenskunst.* 2013, Randomhouse/Lotus.
- *Der Tod des Dalai Lama.* Roman. 2013, Kamphausen/TAO.
- *Praxisbuch Buddhistische Psychotherapie.* 2012, Windpferd.
- *Einführung in die Buddhistische Psychotherapie.* 2012, Windpferd.
- *Befreit-Verbunden.* 2011, Windpferd.
- *Buddhistische Psychotherapie.* 2010, Windpferd.

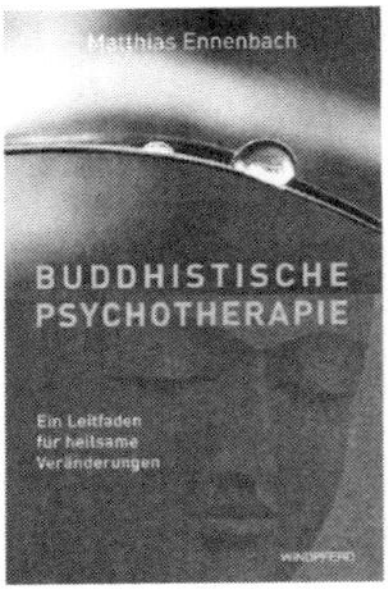

Buddhistische Psychotherapie
Ein Leitfaden für heilsame Veränderungen
ISBN: 978-3-89385-639-8
Broschiert 472 Seiten

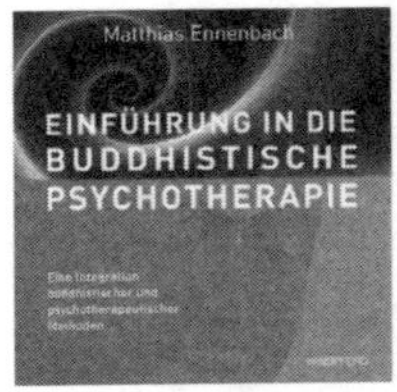

Einführung in die Buddhistische Psychotherapie
Eine Integration buddhistischer und psychotherapeutischer Methoden
ISBN: 978-3-86410-021-5
Hardcover 140 Seiten + Audio-CD
50 Minuten

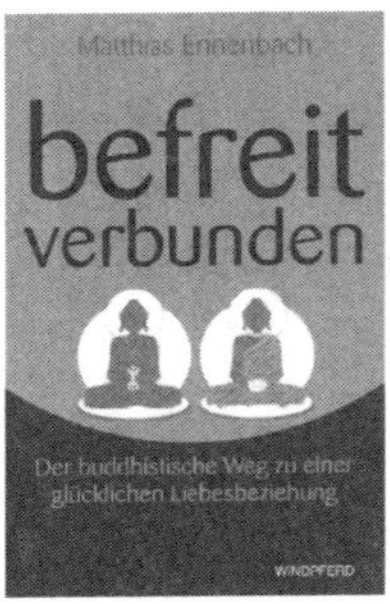

Befreit – Verbunden
Der buddhistische Weg zu einer glücklichen Liebesbeziehung
ISBN: 978-3-89385-666-4
Broschiert 244 Seiten

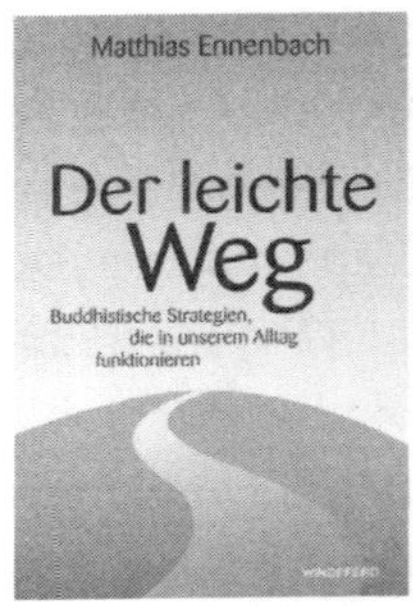

Der leichte Weg
Buddhistische Strategien, die in unserem Alltag funktionieren
ISBN: 978-3-86410-066-6
Hardcover 526 Seiten

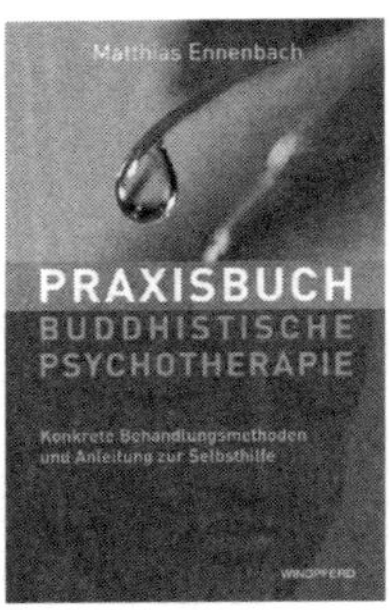

Praxisbuch Buddhistische Psychotherapie
Konkrete Behandlungsmethoden und Anleitung zur Selbsthilfe
ISBN: 978-3-86410-020-8
Hardcover 584 Seiten

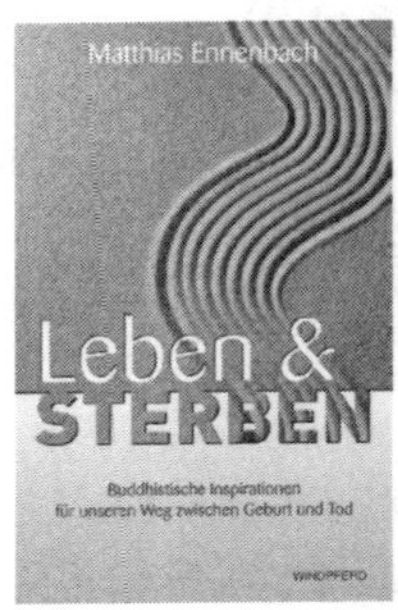

Leben und Sterben
Buddhistische Inspirationen für unseren Weg zwischen Geburt und Tod
ISBN: 978-3-86410-089-5
Broschiert 288 Seiten